Vallendarer Schriften der Pflegewissenschaft

Band 5

Reihe herausgegeben von
Hermann Brandenburg, Vallendar, Deutschland
Sabine Ursula Nover, Vallendar, Deutschland

Fragen der Pflege sind immer auch Fragen danach, wie eine Gesellschaft mit Leben, Krankheit, Alter und Tod umgeht, wie aktuelle gesellschaftliche und politische Debatten zeigen. Pflegewissenschaft hat zum einen zur Aufgabe, die aus ihrer Perspektive bedeutsamen Themen in diese Diskurse einzubringen und auf der anderen Seite deren wissenschaftliche Bearbeitung durch Theorie- und Methodenentwicklung voranzutreiben. Die von ihr generierten wissenschaftlichen Ergebnisse sollen somit auch die (fach-)politischen und gesellschaftlichen Diskussionen befördern.

Die Pflegewissenschaft in Vallendar greift diese Herausforderungen auf und weist neben der Grundlagenforschung auch einen bedeutenden Anwendungsbezug aus; in allen Themenfeldern geht es daher immer auch um Fragen von Implementierung innovativer Konzepte, Dissemination neuer Erkenntnisse und nicht zuletzt auch kritischer Folgeabschätzung von Innovationen.

Diese Entwicklung wird durch die Reihe „Vallendarer Schriften der Pflegewissenschaft" der Pflegewissenschaftlichen Fakultät der Philosophisch-Theologischen Hochschule Vallendar (PTHV) abgebildet.

Kontakt:
Univ.-Prof. Dr. Hermann Brandenburg, hbrandenburg@pthv.de
Jun.-Prof. Dr. Sabine Ursula Nover, snover@pthv.de

Weitere Bände in der Reihe http://www.springer.com/series/15988

Frank Schulz-Nieswandt

Der Sektor der stationären Langzeitpflege im sozialen Wandel

Eine querdenkende sozialökonomische und ethnomethodologische Expertise

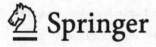 Springer

Frank Schulz-Nieswandt
Institut für Soziologie und
Sozialpsychologie
Universität zu Köln
Köln, Deutschland

Vallendarer Schriften der Pflegewissenschaft
ISBN 978-3-658-28756-6   ISBN 978-3-658-28757-3   (eBook)
https://doi.org/10.1007/978-3-658-28757-3

Die Deutsche Nationalbibliothek verzeichnet diese Publikation in der Deutschen National-
bibliografie; detaillierte bibliografische Daten sind im Internet über http://dnb.d-nb.de abrufbar.

Springer ist ein Imprint der eingetragenen Gesellschaft Springer Fachmedien Wiesbaden GmbH
und ist ein Teil von Springer Nature.
Die Anschrift der Gesellschaft ist: Abraham-Lincoln-Str. 46, 65189 Wiesbaden, Germany

Inhalt

Verzeichnis der Schaubilder

Einführung

1

Das Thema: „9 % Umsatzrendite sind sehr gut, und bis zu 25 % Eigenkapitalrendite: was will man mehr? Alles, was darüber liegt, ist aus meiner Sicht auf Dauer unrealistisch, wenn nicht sogar unseriös entstanden."[1]

Die vorliegende Studie ist die vom Ministerium für Soziales, Arbeit, Gesundheit und Demografie in Rheinland-Pfalz zum Buchdruck freigegebene Expertise (als Teil [dazu weiter unten] des GALINDA-Projekts) mit dem Titel „Der Sektor der stationären Langzeitpflege im sozialen Wandel. Oder: Wie viel Kapitalismus verträgt Wohnen und Pflege im Alter? Eine sozialökonomische und ethnomethodologische Analyse" und hat eine komplexe Geschichte – natürlich methodisch kontrolliert, damit sie das Prädikat der wissenschaftlichen Begutachtung beanspruchen kann – zu erzählen. Sie tut dies engagiert, aber immer transparent und intersubjektiv nachvollziehbar in Hinblick auf die Wertbezüge, anders als die immer noch marktübliche Ökonomie, die eine Meisterin der Krypto-Normativität ist.

1.1 Einleitung

Es mag ja Menschen geben, die es peinlich, despektierlich, niveaulos, dogmatisch, ideologisch etc. halten, von Kapitalismus zu sprechen. Der Begriff ist jedoch eine analytische Kategorie sozialtheoretischer Diagnosen der Epoche (*Schulz-Nieswandt* 2019f), die ihren Durchbruch mit der Französischen Revolution signiert, da hier die „Sattelzeit" (*Koselleck* 1973) fixiert ist: Es geht um Freiheit, aber eben auch um

---

1   Quelle: http://www.haeusliche-pflege.net/Infopool/Haeusliche-Pflege-Blog/Sind-9-Umsatzrendite-zu-wenig-bei-einem-Pflege-und-Betreuungsdienst.

© Springer Fachmedien Wiesbaden GmbH, ein Teil von Springer Nature 2020   1
F. Schulz-Nieswandt, *Der Sektor der stationären Langzeitpflege im sozialen Wandel*,
Vallendarer Schriften der Pflegewissenschaft 5, https://doi.org/10.1007/978-3-658-28757-3_1

die Gleichheit der Chancen zu eben dieser Freiheit und um die notwendige Solidarität (der Haltungen und letztendlich der daraus resultierenden umverteilenden Finanzierung im Sinne einer Moralökonomik re-distributiver Gemeinwesenskultur, die wegen der Komplexität staatlich organisiert werden muss). Denn infolge von 1789 entwickelte sich auch die Idee der Rechtsstaatlichkeit, die sich an der Materialisierung dieser Idee in der Figur des Sozialstaats knüpft. Aber die Differenz von Gewährleistung und Sicherstellung eröffnet die bedeutsame Perspektive des Diskurses, die Rolle der vor- und nicht-staatlichen, wenngleich zum politischen System zählenden Wohlfahrtsgesellschaft als Zivilgesellschaft des sozialen Engagements in gestaltender Rolle mitzudenken.

Man wird sich bei diesen Bezügen zur Philosophie von 1789 die innere Kausalitätsordnung der sich über mehrere Ebenen erstreckenden Konstellation der Konstrukte klarwerden müssen: Solidarität ist die transzendentale Voraussetzung für die Gleichheit der Chancen und diese wiederum die transzendentale Voraussetzung des finalen Ziels der personalen Freiheit im Gemeinwesen. Transzendentalität meint hier im Sinne der neukantianischen Wissenschaftslehre: generative Mechanismen der Ermöglichung von Zielverwirklichung. Mag sein, dass man damit soziale Verhältnisse transzendiert, also fortschrittlich überwindet, mit Transzendenz im Sinne einer Theologie hat dies jedoch nichts zu tun. All das gemeinte Geschehen bleibt in der Immanenz sozialer Wirklichkeit im historischen Zeitstrom. Das ist der relevante Raum der Gestaltwahrheit des Werdens der Person im Kontext des gelingenden sozialen Miteinanders.

Ist es schon eine Kontroverse, ob der Wohn- und Versorgungstypus „Heim" der Personalität abträglich ist, so dramatisiert sich die Fragestellung, wenn die Altenpflege kapitalisiert wird.

Vor diesem Hintergrund ist Kapitalismus-Kritik Pflichtprogramm eines freiheitlichen ethischen Sozialismus (dazu *Schulz-Nieswandt* 2019f), der mit Dogmatik und der daraus erwachsenen Gewaltlegitimation nichts am Hut hat. Das knechtet ihn aber nicht zur (psychoanalytisch: kastrierten) Harmlosigkeit, muss er doch am Diskurs teilnehmen und damit um die Dominanz im Diskurs ringen.

Sicherlich: Es gibt „varieties of capitalism". Und die deutsche Tradition der Sozialen Marktwirtschaft ist eine Figur in diesem Feld. Aber auch hier ist es wichtig, die interne Varianz zu erkennen: Auch innerhalb der deutschen Diskurslandschaft spiegelt sich eine breite Vielfalt von ordnungspolitischen Auslegungsordnungen im Sinne von ideengetriebenen (und zum Teil eben auch interessensverseuchten) Deutungsmustern. In jeder modernen liberalen Demokratie sind Interessen legitim, jedenfalls in den Grenzen, die dadurch definiert sind, dass Interessen nicht zulässig sind, die das liberale demokratische System selbst erodieren. Herbert Marcuse hat diese Wehrhaftigkeit der Demokratie mit seiner Kritik der „repressiven Toleranz" fundiert. Es gibt innerhalb der Philosophie der Toleranz eben auch Grenzen der Tolerierbarkeit.

Die Variante der sozialen Marktwirtschaft, die im Pflegefeld von vielen ökonomischen Spielern inszeniert und zelebriert wird, ist immer noch der ORDO-liberalen Nachkriegstradition verhaftet. Auch hier will ich ideengeschichtlich nicht ausholen. Festzuhalten, weil für die vorliegende Thematik lichtend, sei aber: Es geht dem ORDO-Liberalismus nicht um ergebnisorientierte Intervention oder um substanzielle Gestaltung. Es geht nur um die marktkonforme Rahmensetzung. In diesem Sinne soll der Staat stark sein. Er soll sich auch nicht vom *rent-seeking*-Verhalten der organisierten Marktakteure steuern lassen: Der heutige Pseudo-ORDO-Liberalismus ist hier durchaus empfänglich, ja verstrickt. Aber davon abgesehen, es handelt sich um eine genuin unpolitische Haltung: Bloß sich nicht im Sinne substanzieller Rationalität diskursiv einmischen. Nur die Rahmen der Prozesse sind zu gestalten. Der innere Rest wird verwaltet von der Weisheit des Marktes.

Man wird sich klar vor Augen führen müssen: Hier, in der Kontroverse um Nutzen und Grenzen der Marktlösung, wird nicht mit dem Geist – mit Verstand oder gar Vernunft (ich bewege mich in Begriffen der politischen Philosophie) – abgestimmt, sondern mit den Füßen. Hier wird nicht argumentativ gewichtet. Oftmals plätschert die post-konventionelle Moral der diskursiven Bildung des Gewollten auf niedrigem Niveau dahin. Hier wird additiv nur die Summe von (mitunter einfachen) Mehrheiten aggregiert. Mit Willensbildung in einem diskurspragmatischen Sinne hat dieses Amalgamierungsgeschehen mehr als wenig zu tun.

Die Einführung der Marktöffnungsidee mit dem SGB XI muss als Sündenfall eingeschätzt werden. In jener Zeit zeichnete sich auch die Neoliberalisierung innerhalb der Sozialdemokratie ab (*Walter* 2004; *Nachtwey* 2009). Jetzt stöhnen wir über die Geister, die dergestalt doch gerufen worden sind. Die Marktöffnung war sicherlich nicht *manchesterliberal* konzipiert: Der Wettbewerb muss geordnet werden. Es geht um regulierte Märkte mit Teilsozialisierung privat(isiert)er (Pflege-)Risiken. Das SGB XI ist nach wie vor eine subsidiär eng ausgelegte familialistische und frauenfeindliche plafondierte Grundsicherung. Immerhin, aber eben auch nicht mehr. Das SGB XI verwaltet ordnend das soziale Elend, zumindest die vielen sozialen Dramen, die sich im Alltag des *homo patiens* und seiner kleinen Netze abspielen.

Wissenschaft hat hier ihre Verantwortungsrolle kritischer Beobachtung und mutiger Kritik zu spielen. Ich habe jedenfalls keine Angst (*Devereux* 1992) vor der verborgenen Normativität der angeblichen Reinheitskultur der Wissenschaft, Kenneth Bouldings berühmte Formel von der *unbefleckten Empfängnis der Indifferenzkurve* in seiner Kritik der neoklassischen Ökonomie applizierend aufgreifend. Der aufrechte Gang redlicher Wissenschaft ist engagiert oder – eben – kastriert.

Kurzum: Der Fetisch-Charakter (*Endres* 2017) der Kapitalisierung der menschlichen Beziehungen – ich führe hier nicht weiter aus zur religionswissenschaftlich in anspruchsvoller Weise fundierten Forschungslandschaft – erobert auch die Care-Welt. Wissenschaft muss kritisch fähig sein, die Primitivität der eigenen modernen Gesellschaft offenzulegen. Es geht nicht um den Rassismus gegenüber der Primitivität der Anderen, der fremden (zum Teil, psychoanalytisch zu verstehen, wiederum als Welt der „edlen Wilden" falsch konstruierten) Kulturen im Kontext der Geschichte des hegemonialen Kolonialismus der Ausbeutung. Es geht um die Kritik unseres eigenen moralischen Primitivismus. Wir haben erheblichen Fortschritt mit Sicht auf die Ordnung der Welt des Kindeswohls – ich gehe auf die komplexe Forschungslandschaft hier nicht ein – gemacht, wenngleich der Kampf hier auch noch längst nicht gewonnen ist. Wie steht es um das Alterswohl? Wie steht es um das Wohl des Generationengefüges? Grundrechte enden nicht kalendarisch. Sie enden nicht mit Blick auf die volkswirtschaftlich unproduktive Restpopulation der Hochaltrigkeit, die sauber, satt und trocken den renditespendenden Märkten der Entsorgung zuzuleiten ist und deren Unterversorgung in der Gerontopsychiatrie und -therapie die Frage aufwirft, ob unsere Gesellschaft der Meinung ist, dass sich Investitionen in das Seelenheil der als nachberuflich und somit als angeblich unproduktiv verankerten alten Menschen nicht lohnt, weil kaum ein Return on Investment zu erwarten sei.

Meine Sprache ist deutlich genug geworden. Nun, um einen bürgerlich sittsamen Ton einzuspielen, etwas sachlicher zur Sache.

Das Thema ist überhaupt nicht neu. Eher erschreckend ist, mit welcher längerfristigen Kontinuität das Thema – jenseits von absehbaren Lösungen oder Schmerzlinderungen – diskutiert wird. Viel hat sich in den letzten Dekaden verändert, aber erstaunlich ist dennoch der stabile Kern der Strukturproblemfragen. 1990 hatte ich ein (heute noch im Buchhandel zugängliches) Büchlein zum Sogeffekt stationärer Pflege und zum „Pflegenotstand" publiziert (*Schulz-Nieswandt* 1990). Das Thema der De-Institutionalisierungen ließ mich dann über drei Dekaden der Forschung und Lehre (*Schulz-Nieswandt* 2016a) nie so ganz los (*Schulz-Nieswandt* 2013e). 2002 publizierte ich einen Handbuchbeitrag zur Morphologie des Wohnens im Alter (*Schulz-Nieswandt* 2002), sicherlich auch unter dem Eindruck meiner Mitarbeit in der Zweiten Altenberichtskommission der Bundesregierung zum Schwerpunktthema des Wohnens im Alter. Auch dort ging es um das Problem der sog. „Sonderwohnformen". Dieser Begriff ist eine terminologische Praktik der sozialen Ausgrenzung, weil er mit der generativen Binärik des Normalen und des Anormalen[2] spielt (*Bösl* 2015). Paradox ist: Das Absurde wird dagegen von der Mehrheit der Menschen tagtäglich als das Normale verstanden (*Radt* 2018).

---

2   *Canguilhem* 1974; *Devereux* 1982; *Heinrichs* 2018; *Foucault* 2007.

Die vorliegende Expertise ist Teil des transdisziplinär angelegten empirischen Begleitprojekts „Gutes Altern in Rheinland-Pfalz (GALINDA). Kulturwandel und Quartiersöffnung in der stationären Langzeitpflege – ein Beitrag zu sorgenden Gemeinschaften", 2017 bis 2019 gefördert vom Ministerium für Soziales, Arbeit, Gesundheit und Demografie des Landes Rheinland-Pfalz, unter der wissenschaftlichen Leitung von Univ.-Prof. Dr. Hermann Brandenburg, Lehrstuhl für Gerontologische Pflege der Pflegewissenschaftlichen Fakultät der Philosophisch-Theologischen Hochschule Vallendar.[3]

Aus einer Pressemitteilung des Ministeriums ist die Zielbeschreibung zu entnehmen:

„Das Projekt ‚Gutes Altern in Rheinland-Pfalz (GALINDA). Kulturwandel und Quartiersöffnung in der stationären Langzeitpflege – ein Beitrag zu sorgenden Gemeinschaften' zielt darauf ab, Faktoren zu identifizieren, die den ‚Kulturwandel' (Schulz-Nieswandt 29019c) von Einrichtungen der Langzeitpflege hin zu einer stärkeren De-Institutionalisierung und Öffnung für das Gemeinwesen und in die Gemeinde beeinflussen können."

Aus einem Arbeitspapier des GALINDA-Teams entnehme ich folgende dichte Paraphrase wichtiger Ergebnisse des Projekts:

„Im Ergebnis konnte gezeigt werden, dass in allen drei Standorten (Mainz, Landau und Vallendar) erhebliche Bemühungen in Richtung Quartiersentwicklung erkennbar waren. Gleichzeitig wurde aber auch deutlich, dass die Tradition der Pflegeheime als Orte des Schutzes einerseits und der Ausgrenzung andererseits wirkmächtig in der Organisationskultur repräsentiert ist. So befinden sich die Heime in einem gewissen Dilemma: Einerseits werden seitens der Politik und der Fachöffentlichkeit Erwartungen an eine Öffnung ins Quartier an sie herangetragen. Andererseits formulieren

---

3 Die vorliegende Studie regionalisiert allerdings nicht auf das Land Rheinland-Pfalz. Wenngleich es in der medialen Öffentlichkeit (so https://pflege-prisma.de/2016/06/06/warum-sind-die-heime-in-rheinland-pfalz-schlecher-und-teurer-als-anderswo/) eine Qualitätsdebatte auch in Rheinland-Pfalz gibt (vgl. z. B. https://www.welt.de/politik/deutschland/article155913515/Mangelhafte-Pflege-in-ueber-der-Haelfte-aller-Heime.html). Die statistischen Berichte zu den Pflegeeinrichtungen des Statistisches Landesamtes Rhein-Land-Pfalz (https://www.destatis.de) stellen auf private, freie und öffentliche Träger ab, stellen aber keine Branchenanalyse im sozialökonomischen Sinne dar. Das Pflege-Thermometer des DIP (vgl. DIP [Isfort u. a.] 2018) weist keine sozialökonomische Analyse der Branche auf. Ähnlich der Pflegeheim-Atlas unter https://www.the-property-post.de/application/files/9115/3985/3013/Pflegeheim-Atlas-2018_Auszug.pdf. Vgl. aber auch https://www.pflegemarkt.com/2018/11/27/analyse-daten-ambulantisierung-landkreis-bundesland-2018/ sowie https://www.pflegemarkt.com/2017/11/27/marktanalyse-pflegeheime-2017/.

Angehörige (und die Gesellschaft) Imperative des Rückzugs vor einer ‚feindlichen Umwelt'. Diesem Dilemma müssen die Heime Rechnung tragen. Und sie tun dies auf unterschiedliche Art und Weise vor dem Hintergrund ihrer Organisationskultur. Dies konnten wir in unseren qualitativen Analysen in den drei Standorten eindrücklich zeigen. Und bei der standardisierten und landesweiten Erhebung der Pflegeheime in Rheinland-Pfalz wurde herausgearbeitet, dass keineswegs von einer flächendeckenden Entwicklung (in Richtung Quartiersöffnung) ausgegangen werden kann, sondern sich die Innovatoren im Feld deutlich von jenen unterscheiden, welche bisher – aus welchen Gründen auch immer – zurückhaltend reagiert haben und wenig Berührungspunkte zur Thematik sehen. Insgesamt konnte ein erheblicher Diskussions-, Selbstverständigungs- und Beratungsbedarf im Hinblick auf Konzeption, Durchführung und Evaluation von Maßnahmen zur Quartiersöffnung festgestellt werden."

Mit dieser Fragestellung ist eine sozialökonomische Perspektive (als Blick) auf den Wandel der Angebotsmärkte stationärer Langzeitpflege (*Schneiders* 2010) und (teilweise mit epidemiologisch definierbaren Schnittflächen) der sog. „Behindertenhilfe" aufgeworfen, denn es geht offensichtlich (auch) um ein Change Management der Geschäftsmodelle. Handelt es sich jedoch um die Frage nach einem „Kulturwandel", so ist wohl deutlich mehr als ein immer noch eher *technisch anmutendes kulturelles Change Management* gemeint.

Gemeint ist eben nicht – eine meine Lieblingsmetaphern – ein Lichtschalter, den man mit einem Griff drehen kann: *an/aus*. Vor allem geht es nicht allein um ein rein unternehmensinternes Change Management (*Vacek* 2010) im Sinne eines auf das eigene Innere zentrierten kulturellen Selbstverständnisses (so wichtig diese INNEN-Dimension auch ist), sondern um die Wandlung des Geschäftsmodells durch (kulturwissenschaftlich-psychoanalytisch gesprochen: transgressive) Grenzüberschreitung des stationären Raums nach AUSSEN.

Das ist nun eine, soeben schon angedeutete, aber zu wiederholende Eigenschaft, eine explizit kulturwissenschaftlich, mitunter tiefenpsychologisch abzuhandelnde Problematik.

Dadurch wird das Problem des radikalen Wandels eben auch in seiner Kompliziertheit deutlich benannt. Daran – an dieser fordernden Selbstbeanspruchung des Verstandes – kommt die Expertise daher gar nicht vorbei. Dies wird den Charakter der vorliegenden interdisziplinären Expertise ihren Stempel aufdrücken, also eine Signatur hinterlassen, und in der Folge die Ansprüche in der Konzeption und Durchführung, aber auch die Zumutungen in der Rezeption zum Ausdruck bringen.

Soweit ein eher langer Zugangspfad zur Öffnung der ersten Tür einer verschlungenen Analyselandschaft.

Wir werden es mit Trivialliteratur von Markt(trend)analysen zu tun haben, sodann mit der hermeneutischen Analyse der ideologischen Prismen der Deutungsmachtkämpfe, dann aber auch mit methodologisch reflektierten und methodisch kontrolliert rekonstruktiven Analysen. Wir werden sehen.

> „Die Redaktion von pflegemarkt.com zählt im Oktober 63 neue ambulante Pflegedienste, 8 stationäre Pflegeheimneugründungen sowie 49 neue Tagespflegeeinrichtungen."[4]

Damit ist das figurative Feld der Dynamik abgesteckt: ambulante Dienste – Tagespflege als Hybrid – Heime. In der Ärztezeitschrift vom 23.11.2017 ist zu lesen:

> „Bis 2030 wird der deutsche Pflegemarkt auf ein Volumen von bis zu 85 Milliarden Euro wachsen. Zu dieser Prognose kommt die Unternehmensberatung Roland Berger in ihrer neuen Studie ‚Wachstumsmotor Pflege'[5], für die sie die zentralen Einflussfaktoren des Pflegemarkts analysiert hat. Gegenwärtig komme der Markt auf rund 50 Milliarden Euro Umsatz – und sei damit bereits nach den Krankenhäusern und der ambulanten ärztlichen Versorgung das drittgrößte Segment im bundesdeutschen Gesundheitswesen. Wesentlicher Treiber dieses Wachstums sei der Demografiewandel: Die Zahl der Pflegebedürftigen könnte von zuletzt 2,9 Millionen bis 2030 voraussichtlich auf 3,5 Millionen steigen, wie das Bundesinstitut für Bevölkerungsforschung (BiB) in Wiesbaden errechnet hat."[6]

Quo vadis? Stationärer Sektor? Diese Frage ist gestellt (*Vries & Schönberg* 2017).

Leser*innen mögen die Lektüre – geleitet vom Erwartungshorizont, der sich mit dem ursprünglichen (Ober-)Titel der Expertise („Der Sektor der stationären Langzeitpflege im sozialen Wandel") verknüpft – sogleich mit Kapitel 3 anfangen. Das ist möglich. Die Ausführungen sind isoliert weitgehend zu verstehen. Richtig tief versteht man sie erst, wenn die Frage (*Schulz-Nieswandt* 2009g) gestellt und einer Beantwortung zugeführt werden soll, wie denn die Befunde der empirischen Erkundungen im Feld zu beurteilen sind. Was sagen sie uns? Wie können wir sie zu uns sprechen lassen? Im welchem Licht? Im Lichte welcher ideengeleiteten Wahrnehmungsordnung – um mit Maurice Merleau-Ponty [2003][7] zu sprechen – interpretieren wir die Befunde, d.h. lassen uns die Wahrnehmungsordnungen die Befunde erscheinen?

---

4   https://www.pflegemarkt.com/datenbank/; Zugriff am 5. Januar 2019.

5   https://www.rolandberger.com/de/press/Deutscher-Pflegemarkt-wächst-weiter.html. Zugriff am 5. Januar 2019.

6   https://www.aerztezeitung.de/praxis_wirtschaft/unternehmen/article/948033/demografie-wachstum-aber-harter-wettbewerb-pflegemarkt.html. Zugriff am 5. Januar 2019.

7   Lese ich hier Merleau-Ponty post-strukturalistisch mit Insistenz auf die De-Zentrierung des Subjekts. Vgl. auch *Wiesing* 2015.

Deshalb ist ein anspruchsvolles, weil eben auch sehr dichtes Kapitel 2 dem Kernteil der Marktanalyse vorgeschaltet. Vielleicht sollte man ihn tatsächlich erst nach der ersten Lektüre von Kapitel 3 zum ersten Mal, sodann nach der Lektüre von Kapitel 4 nochmals lesen. Denn in Kapitel 4 stellt sich die dionysische[8] Frage (dazu *Schulz-Nieswandt* 2019g) des Wohin, nachdem Kapitel 3 als im Kern sozial-ökonomische Analyse den *status quo* skizziert hat. Auch diese ausschreitende Frage des Wohin setzt die Bewertung des *status quo* voraus. Und so holt Kapitel 2 die Leser*innen doch wieder ein. Auf die Dauer wird sich der bequeme Mensch den unbequemen Tiefenanalysen nicht entziehen können. Und so schließen sich nach dem Kapitel 4 noch einige weitere Überlegungen an.

Mitunter ist zu erwarten, die Leser*innen werden nach der Lektüre von Kapitel 2 argumentieren: Das wäre doch alles viel einfacher zu haben, reduziert sich doch die ganze Argumentation auf die unbestimmten, deshalb dennoch relevanten Rechtsbegriffe der Selbstbestimmung und Teilhabe. Ja, zum Teil richtig, aber was, wenn der Konsens über die Verbindlichkeit dieser Fluchtpunkte der Analyse fehlt oder zumindest bröckelt. Platz für Ambivalenzdiskurse zur Nicht-Trivialität der Idee der Inklusion (*Kuhlmann, Mogge-Grotjahn, & Balz* 2018) besteht ja reichlich (*Schweiker* 2017).

Die Analyse des Wandels der Märkte der stationären Langzeitpflege bedarf der Skalierung ihrer Befunde vom personalistischen Standpunkt der Betrachtung (*Schulz-Nieswandt* 2017b) aus.

Doch ist die Arbeit an einer Inklusionsskala (*Montag Stiftung* 2018)[9] noch im vollem Gange[10]. Die auf der Ebene einer semantischen Differenzialanalyse erfolgende Operationalisierung des Konstrukts der Lebensqualität[11] als Proxy für die Würde der Lebensführung in jeweiligen Wohnsettings des Alterns setzt nach INNEN betrachtet eine Lebenswelt der Aktualgenese (als Theorem der Personalisierungs-effekte anregender Umwelten [*Claßen u.a.* 2014] des gelingenden Alterns[12]) der

---

8   Die Ernst Bloch wie in der christlichen Re-Mythisierung des Mythos der Büchse der Pandora mit dem Prinzip Hoffnung beantwortete.

9   Für das Schulwesen vgl. *Booth & Ainscow* 2017 sowie *Reddy* 2012. Vgl. ferner *Terfloth, Niehoff, Klauß & Buckenheimer* 2017.

10 Vgl. von *Souza P, Metzner S & Schützwohl* die Entwicklung des Fragebodens F-INK: https://www.researchgate.net/profile/Susanne_Metzner/publication/282612270_Wie_kann_man_soziale_Inklusion_erfassen_Die_Entwicklung_des_Fragebogens_F-INK/links/561404d308aed47facee0152/Wie-kann-man-soziale-Inklusion-erfassen-Die-Entwicklung-des-Fragebogens-F-INK.pdf. Zugriff am 9. Januar 2019. Vgl. auch *Huyley* 2015.

11 U.a. auch *Kruse* 2010; *Coors & Kumlehn* 2013; *Müller & Gärtner* 2016.

12 Vgl. dazu auch *Trescher* 2017.

Settings des Wohnens und ihrer anhängenden Module von Care und Cure voraus, nach AUSSEN die sozialraumorientierte Öffnung (*Bleck, Rießen & Knopp* 2018) dazu auch grundlegend *Hämel* 2012[13]) voraus. Beide Perspektiven sind einerseits getrennt zu diskutieren, andererseits als interdependent zu betrachten.

1.2   Disziplinäre und terminologische Klärungen

Die Expertise ist in ausgeprägter Weise interdisziplinär geschrieben. Interdisziplinarität meint mehr und etwas Anderes als Multidisziplinarität, die doch einen Gegenstand und die Forschungsfragestellung in additiver und somit fragmentierter Art und Weise aus der Sicht verschiedener Disziplinen bearbeitet. Der echten Interdisziplinarität geht es um die innere Verklammerung. Theorie und Methoden sollen integriert werden, um dem Gegenstand gerechter zu werden.

Ich erhebe hier (seit langer Zeit: *Schulz-Nieswandt* 2016b) den Anspruch, die verschiedenen Disziplinen in ihren theoretischen Denkweisen und in ihren Methoden kohärent zu integrieren, um den Problemen der sozialen Wirklichkeit auch praxeologisch (*Gros* 2019) gerecht zu werden (*Hildenbrand* 2019). Denn die ungeheure Freiheit der Wissenschaft besteht in ihrer demutsvollen Hingabe an ihre dienende Rolle für den sozialen Fortschritt, der immer noch darin besteht, die historische Erbschaft der Französischen Revolution von 1789 – Freiheit, Gleichheit, Solidarität – zu verwirklichen (*Schulz-Nieswandt* 2017b; 2017f).

Gelingende Interdisziplinarität bedeutet ein Mehr (*Surplus*) an epistemischem Ertrag, vereinfacht aber eben auch nicht die Lektüre und den durchdringenden Nachvollzug Dritter, vor allem dann, wenn die Abhandlung performativ dicht gehalten ist, was hier der Fall ist. Allein schon in terminologischer Hinsicht steht der Verfasser als Produzent und stehen die Leser*innen in der Rezeption – allerdings wohl asymmetrisch im subjektiven Wohlbefinden – zwischen den Stühlen. Da die Sache – gerade dann, wenn Sozialwissenschaft [in Bochumer Tradition: sozialökonomische Analysen einschließend] „Aufklärung als moralische Passion" [*Lempert* 2012] sein soll – aber dazu diese Komplexitätsaufnahme eben schlicht erfordert, ist um Nachsicht zu bitten.

Die sozialökonomischen Analyseteile ordnen sich explikativ in ethnomethodologische[14] Betrachtungen der sozialen Praktiken des Wirtschaftens ein und sind – mitunter nicht ohne Ironie (*Jankélévitch* 2012) als Methode der Rhetorik – eben

---

13 Ferner *Weiß* 2019; *Bleck u. a.* 2018.
14 *Eberle* 2007; *Lehn* [zu Harold Garfinkel] 2015; *Cicourel* 1974.

gar nicht ohne bewertende Skalierung am Maßstab anthropologisch fundierter rechtsphilosophischer, vor allem personalistisch (*Schulz-Nieswandt* 2017b) konzipierter Bezugssysteme möglich (*Schulz-Nieswandt* 2018i).

Ethnomethodologie handelt von den Praktiken und generativen Mechanismen (*Klausner* 2015), mit denen die Menschen in ihrem Alltag sozialer Wirklichkeit eben diese soziale Wirklichkeit produzieren. Aus meiner Nutzungssicht ist Ethnomethodologie einerseits eine Soziologie des Performativen, andererseits doch kultursemiotisch orientiert, weil nach dem Drehbuch als latente Tiefenstruktur des performativen Geschehens gefragt wird.

1.3   Von den Hypothesen zum Erklärungsmodell

Der Ausbau der Altenpflege verweist angesichts der mit dem Altern der Gesellschaft assoziierten (angesichts der ausgeprägten inter-individuellen Varianz des Alter[n]s nicht immer kausal korrelierten) epidemiologischen Transition auf einen erheblichen Kapitalbedarf, der private Anleger anspricht. Kapitalmangel war immer schon die Ursache beginnender Verfehlungen. In die Lücken der öffentlichen Finanzierbarkeit bedarfsgerechter Infrastrukturen hält dergestalt die ökonomische Begierde Einzug.

Schon vor einigen Dekaden wurde diskutiert, dass das Gesundheits- und Sozialwesen die Triebkraft für einen neuen langen Aufschwung, einem sog. Kondratieff-Zyklus (*Nefiodow* 1996; *Weinstock* 1964) sei: Gemeint waren die Sektoren der Care-Arbeit als Wachstumsbranchen. Dies passte in die Landschaft von krisentheoretischen Erwägungen angesichts des „Gespenst(es) säkularer Stagnation" (*Kurz* 2018).

Die Dienstleistungsgesellschaft infolge der Drei-Sektoren-Hypothese (*Häußermann & Siebel* 1995) war – auch unter beschäftigungspolitischen Gesichtspunkten – Zentrum einer Zukunftsprognose, die den Weg in eine postindustrielle Gesellschaft am Horizont aufkommen sah. Alain Touraine, Alvin Toffler und Daniel Bell waren bedeutsame Figuren im Denken dieses Szenariums. Jean Fourastié und Jonathan Gershuny reihten sich hier meinungsbildend und bildgebend maßgeblich ein. Doch soll hier keine Ideengeschichte skizziert werden.

Nun kommt es – das ist das vorliegende Thema – zu einer thematischen Kuppelproduktkonstellation: Der Wachstumsmarkt der Care-Arbeit muss finanziert werden. Und so ist der Aufstieg des Dienstleistungssektors gekoppelt an die Expansion der Rolle des kapitalistischen Finanzsektors. Die postindustrielle Dienstleistungsgesellschaft ist und bleibt somit kapitalistisch dominiert, denn der Kapitalbedarf macht die Care-Arbeit zum bedürftigen Instrument der potenten Kapitalverwertungsmaschinerie. Die alte, von der Frankfurter Schule mit der Modernisierungssoziologie geführte Diskussion „Spätkapitalismus oder Industriegesellschaft" (*Adorno* 1969; *Aron* 1964) – Thema des 16. Deutschen Soziologentages 1968 in Frankfurt am Main. – ist hier nun eindeutig entschieden: Postindustrialismus infolge der Tertialisierung der Gesellschaft ist nicht das Ende des Kapitalismus, sondern Postkapitalismus[15] im Sinne einer Fortführung der alten Logik des Wirtschaftens in neuen Feldern. Nicht nur in neuen Feldern, sonst wäre es nur ein Beispiel für Immanuel Wallersteins „Weltsystem" (*Zündorf* 2010), dass die kapitalistische Logik grenzenlos diffundiert. Postkapitalismus verkleidet sich, setzt eine Tarnkappe auf und stellt sich als Wohltäter in der Altenpflege auf.

Die residuale Sozialhilfefinanzierung im Rahmen der Subsidiaritätsordnung der bundesdeutschen Sozialordnung macht dieses Feld der Sozialimmobilien eher zu einem risikoarmen Geschäftsfeld. Mit barmherziger Gnade hat der Kapitalfluss also eher weniger zu tun. Wenn sodann die einstellige Renditeziffer 9 % zugunsten der Zweistelligkeit z. B. von 15 % Rendite überschritten wird, ahnt man die Variablen, an denen dazu geschraubt werden wird. Die Folgen des versuchten Börsengangs der Deutschen Bahn (*Engartner* 2008) hat das exemplarisch vorgeführt.

Anders formuliert[16]: Wird man von einer Kapitalanlageökonomik eine Kultur der Kümmerermentalität erwarten können? Wird hier wirklich der Mensch im Mittelpunkt stehen? Das war und ist ja – der Diskurs ist Legende – schon eher eine Chimäre in der Sozialwirtschaft der freien Wohlfahrtspflege (*Jüster* 2015; *Vaske* 2016; *Schulz-Nieswandt* 2018l). Was ist dann vom eigentlichen – „professionellen" – Kapitalismus auf der Bühne der drehbuchgesteuerten Charaktermasken zu erwarten?

Die *private equity*-Debatte[17] ist ein extrem von widersprüchlichen Positionen *geframter* (*Matthes* 2014) Diskurs, wie in Erinnerung an die „Heuschrecken"-Diskussion (*Bayaz* 2014; *Rügemer* 2011) deutlich werden kann. Die Rede ist auch vom „Altenheim zum Aktienkasino"[18]. Die Sprache ist auf beiden Seiten des polarisierten Diskurses hart (vgl. auch die Studie von *Scheuplein, Evans & Merkel* 2019; *Merkel & Scheuplain*, 2019).

Es kristallisiert sich (vgl. auch die Hypothesenübersicht in Anhang 2) im Hintergrund eine **Tiefenhypothese**: Analog zur Erosion des öffentlichen Wirtschaftens (vgl. *Schulz-Nieswandt & Greiling* 2018) infolge des Aufstiegs der Gemischtwirt-

---

15 Ohne hier auf neuere Beiträge zu diesem Konzeptbegriff einzugehen. Vgl. *Mason* 2018.

16 https://www.zeit.de/wirtschaft/2018-06/altenpflege-pflegeheime-betreiber-private-investoren. Zugriff am 6. Januar 2019.

17 https://www.finance-magazin.de/deals/private-equity-private-debt/private-equity-macht-jagd-auf-kliniken-und-pflegeheime-2017301/. Zugriff am 6. Januar 2019.

18 https://www.hintergrund.de/soziales/privatisierung/vom-altenheim-zum-aktienkasino/. Zugriff am 9. Januar 2019.

schaftlichkeit[19] (oder Formen des Public-Private-Partnership: vgl. *Rügemer* 2014) aufgrund des öffentlichen Kapitalmangels wird die Idee der Sorgearbeit am und mit dem *homo patiens* prostituiert zum Feld der Kapitalanlagepraktiken. Bedürftigkeit an Kapital kippt – Hegels berühmte Frühphilosophie der Herr-Knecht-Dialektik soziologisch realistisch lesend – um in die Selbstverknechtung an den Herrn aller Geschäfte. Und womöglich verkleidet sich das Geschehen unter der Charaktermaske (ein Marx'scher Begriff im Modus der negativen Konnotation bei Jean Paul) der *ethical bonds.*

Unsere **Hauptthese,** die sich aus der Hintergrundhypothese ableitet, wird daher sein: Die beobachtbare Marktentwicklung des stationären Sektors indiziert eine Kapitalisierung, die den Weg in eine inklusive Welt des normal(isiert)en Wohnens im Alter des *homo patiens* erschweren wird. Dies liegt darin begründet, dass das sich internationalisierende Kapitalanlagemodell (*Windolf* 2015)[20] auf einer spezifischen Mentalität beruht, die abstrakte Finanzströme huldigt (*Crouch* 2015; anregend: *Stäheli* 2017), wodurch die Renditekalkulation als Systemlogik einerseits von der Lebenswelt der betroffenen Menschen und ihren existenzialen Daseinsthemen andererseits entkoppelt wird (*Mason* 2019).

Jede regionale kulturelle Einbettung (gemeint ist das Theorem von der *cultural embeddesness of capitalism*) der Investitionsströme in die örtliche Sozialraumbildung geht sodann verloren oder wird erst gar nicht anvisiert. Der eigenlogische Mechanismus des strategischen Managements als Agent des Prinzipals der Shareholder (*Saam* 2002) erodiert die Einbettung offener Heimstrukturen in die Lebenswelt der Stakeholder der Sozialräume. Auch dann, wenn – wie in der Roland Berger-Studie empfohlen (*Roland Berger* 2017, S. 5)[21] – sich die neuen Dienstleistungsmodelle der Pflegekettenmodelle in Richtung auf Quartier bewegen mögen, fragt es sich, in welcher Haltung (Habitus/*hexis*: *Krais & Gebauer* 2017) die neuen Strukturen gelebt werden. Mehr noch: Die kapitalistische Logik kleidet sich schick und modern in verlogener Weise. Denn wie und auch warum sollte sich ein abstrakter

---

19 *Papenfuß & Reichard* 2016.

20 https://www.welt.de/print/die_welt/article165774162/Kapitalanlage-Pflegemarkt.html. Zugriff am 5. Januar 2019.

21 Dort lautet es: „Altersgerechte Angebote für selbstständiges Wohnen und Pflege unter einem Dach erleichtern älteren Menschen mit steigendem Pflegebedarf den fließenden Übergang zwischen Versorgungsformen – von der sinnvollen Kombination von betreutem Wohnen/betreuten WGs mit ambulanter Pflege über die Ergänzung um Tages-, Nacht- und Kurzzeitpflege bis hin zur vollstationären Pflege. So können die verschiedenen Betreuungsbedarfe der Menschen optimal abgebildet werden. Diese räumliche Konzentration in sogenannten Quartierskonzepten im Sinne integrativer Versorgung bietet neue Wachstumsoptionen für Betreiber stationärer Pflegeeinrichtungen."

Renditeerwartungsmechanismus für die Lebenswelt der Bewohner*innen von Sozialimmobilien im Kapitalanlagemodell substanziell interessieren? Das ist zunächst gar nicht moralisch gefragt, sondern soziologisch, also theoretisch fundiert gemeint: Man möge (mir) den Mechanismus plausibilisierend darlegen, wie diese sinnkonvergente Konnexion von Renditebegierde einerseits und Lebensqualität des immobilieninternen Erlebnisgeschehens andererseits empirisch gesichert sein soll.

Diese Frage resultiert aus dem Zusammenspiel mit einer **zweiten theoretisch aus der Forschung längst validierten These**. Sie ist brisant: Institutionalisierung ist weniger eine Frage der Betriebsform der Versorgung und ihrer ambulanten oder stationären Einrichtungstypik, sondern eine haltungsabhängige Kultur der sozialen Interaktion, in der die Pflege als Beziehungsarbeit eingelassen ist.

In der **Verknüpfung beider Thesen** – wobei die sozialökonomische Hauptthese den *Strukturationskontext* [StK][22] betrifft, die zweite These ethnomethodologisch die *generativen Mechanismen* [gM] bezeichnet, aus denen heraus die Qualität des personalen Erlebnisgeschehens [pEG] des älteren und alten Menschen [also die Lebensqualität LQ] Schaden nimmt – wird das Drehbuch der vorliegenden analytischen Erzählung vom Wandel der stationären Pflegewelten theoretisch und methodologisch deutlich.

Das Kausalmodell würde also folgende Struktur haben:

Schaubild 1 Das Modell, den Zusammenhang von Kapitalisierung und Lebensqualität verstehend zu erklären

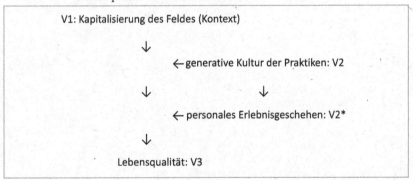

V1: Kapitalisierung des Feldes (Kontext)

↓

← generative Kultur der Praktiken: V2

↓ ↓

← personales Erlebnisgeschehen: V2*

↓

Lebensqualität: V3

---

22 *Sydow & Wirth* 2014.

Variable V1 wirkt auf V3 vermittelt über das von der Grammatik der kulturellen Praktiken (V2) im Setting geprägte Erlebnisgeschehen der Person (V2*). Es handelt sich um ein Strukturmodell zur Erklärung der Lebensqualität, das aber hermeneutischer Diagnostiken von {V2 → V2*} bedarf. Dem berühmten Donabedian-Modell heuristisch folgend, ist V1 der rahmenden Konstitution von Strukturqualität zuzurechnen, während V 2 im Bereich der Prozessqualität angesiedelt ist. Der Zusammenhang {V2 → V2*} bezeichnet den Einfluss der Prozessqualität auf die Eregbnisqualität (V3). Formale Kurzschreibweise:

gM/StK → LQ (pEG).

Eine **dritte These** kommt als P. S. hinzu. Zum Seelenheil des Schuldgefühls der Gesellschaft als Beobachter dieses Geschehensprozesses wird, mit dem klassischen ORDO-Liberalismus des autoritativ starken Staates zur Pflege der ansonsten freien Marktwirtschaft kompatibel, eine bürokratische Regulationskultur zur Zivilisierung des Kapitalismus ordnungsrechtlich in der Tradition des alteuropäischen *policey*-lichen Verwaltungslehre (*Schulz-Nieswandt* 1999)[23] aufgelegt, die an der eigentlichen Grammatik des sozialen Geschehens vorbeigeht, aber ihre eigene Logik des Wachstums entfaltet. So gesehen ist die bundesdeutsche Staatsverwaltungskultur des Pflegemarktes in der (*gouvernementalen*) Sackgasse. Immanent gibt es keine relevante Schwellenwerte der Qualitätssituation überschreitende Lösung, sondern nur in grenzüberschreitender Weise: Das verändert aber die Identität der ganzen figurativen Situation.

---

23 Vgl. ferner *Möller* 2005; *Simon* 2004. Theoretisch bedeutsam: *Swaan* 1993 sowie *Ewald* 1993.

Grundlagen und Hintergründe: Ohne Metaphysik keine praktische Sozialpolitik

2

Wie (weiter unten) mit Blick auf die Faktizität der normativ-rechtlichen Verbindlichkeiten der bundesdeutschen Sozialordnung und ihrer auf *Caring Community-Building* abzielenden Einbindung (*Schulz-Nieswandt* 2016c)[24] in das Grundrechtsdenken des europäischen Verfassungswesens (*Schulz-Nieswandt* 2012c) und in das Grundrechtsdenken des Völkerrechts der UN noch in aller Dichte dargelegt wird, steht die lebens(lauf)lange Würde (*Dignity*) des Menschen in seiner anthropologisch fassbaren Seinsstruktur der Personalität als die Argumentationsarchitektur perspektivisch organisierender Fluchtpunkt im Mittelpunkt aller Erwägungen (*Schulz-Nieswandt* 2017b; 2019g).

Das ist ein extrem starkes Argumentieren, wird in der politischen Wirklichkeit aber u. a. mit pseudo-intellektuellen Sachzwangargumenten[25] – wenn nicht sogar zynisch – weich gespült (*Habermas* 1968). Die Würde ist aber Ausdruck eines modernen (nicht mehr traditionellen, oftmals auf überholte Herrschaftsverhältnisse abstellenden) Naturrechtsdenkens und verweist alle Diskurse zurück auf diese metaphysische (*Schulz-Nieswandt* 2018g; 2018i) Begründung, also auf die „Sakralität der Person" (*Schulz-Nieswandt* 2017f). M. E. gibt es diesbezüglich durchaus subtile Argumente der Problematisierung. Aber es gibt keine grundsätzliche Alternative, wenn man – was man natürlich versuchen kann – kultur- und geistesgeschichtlich[26] nicht vor 1789 zurückfallen will.

---

24 Kritisch: *Krisch* 2018.

25 Anspruchsvoller noch bei *Schelsky* 1979, an die Anthropologie der Ordnungsfunktion von Institutionen von Arnold Gehlen (*Delitz* 2011; *Wöhrle* 2010; *Waller* 2015) anknüpfend; kritisch: *Habermas* 1969.

26 Im Sinne der onto- und phylogenetischen Konnexion der Stufe des kognitiven Denkens (Piaget) und des moralischen Urteilens (Kohlberg). Dazu auch in *Dux* 2017. Dazu ferner

© Springer Fachmedien Wiesbaden GmbH, ein Teil von Springer Nature 2020
F. Schulz-Nieswandt, *Der Sektor der stationären Langzeitpflege im sozialen Wandel*,
Vallendarer Schriften der Pflegewissenschaft 5, https://doi.org/10.1007/978-3-658-28757-3_2

Die Realität ist dringlich: Die empirischen Befunde zur Lebenslagenverteilung (forschungskonzeptionell: *Schulz-Nieswandt* 2006a) der älteren und alten Menschen (*Hank, Schulz-Nieswandt, Wagner & Zank* 2018) legen nämlich validiert die Lücke zwischen Idee und soziale Wirklichkeit dar.

Die Logik der Kritik ist einfach:

$$\text{SOLL} \leftrightarrow \text{IST} \approx \text{Idee} \leftrightarrow \text{Empirie.}$$

Die Poesie der wissenschaftlichen Erzählung vom Leben der Menschen ist hier – bei aller notwendigen Distanz und letztendlichen Tugend der Gelassenheit – schmerzvoll. Genau deshalb werden solche transdisziplinären Projekte wie GALINDA im sozialen Feld durchgeführt.

Schaubild 2   Empirie im Lichte kulturbedeutsamer Werte

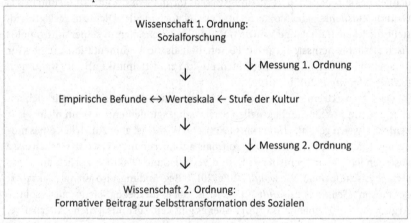

Im Sinne einer u. a. maßgeblich von Ernst Bloch gedachten dynamischen Prozessontologie (vgl. auch in Schulz-Nieswandt 2017l, Anhang 2, S. 183 ff.) der konkreten Utopie des Noch-Nicht (*Dannemann, Pichford & Schiller* 2018) resultiert eine Kritische Theorie (*Schulz-Nieswandt* 2019d), die konstatiert: Der Mensch muss erst noch werden, was er an sich ist.

Niedenzu & Bohmann 2019.

2.1 Lebenswelt versus System? Lebensqualität jenseits des QM des fordistischen Industrialismus des Sektors als Bezugssystem der Analyse

Auf Grund dieser Vorgaben kritischen Denkens verantwortlich agierender Wissenschaft generiert keine *sozialökonomische Analyse der Märkte im Wandel* die ontologisch fundierte Wertestruktur zur Skalierung der sozialen Wirklichkeit aus sich selbst heraus, sondern lässt die empirischen Befunde erst dadurch zu uns sprechen, wenn sie an den transzendentalen, also Erkenntnis und Beurteilung überhaupt erst ermöglichenden Wertbezügen von Kulturbedeutsamkeit skaliert werden.

Anders ausformuliert: Es gibt keine Daten, die unvermittelt zu uns sprechen. Man muss sie zum Sprechen bringen, ihre Melodie zum Klingen bringen. Daten müssen aktiviert werden.

Ein Klassiker dieser Problematik ist ja der Neoliberalismus: Armut? Ja klar, es gibt sie; aber selber voller Schuld, diese faulen Subjekte in der Hängematte des Sozialstaates. Die epistemische Brille entscheidet über die Geschichte, die die Daten erzählen: Problem oder nicht, das ist hier – traditionsreich in der nicht nur englischen Literaturgeschichte – die Frage. Schulphilosophisch ganz klassisch ausgedrückt: Durch die Metaphysik von Essenz (Ebene der Ontologie) und Aktualisierung (Ebene der empirischen Ontik) des menschlichen Wesens ist diese Wertorientierung aber nicht relativistisch (wie in der Wissenschaftslehre des neukantianischen Kritizismus), sondern neuplatonisch, an objektive Ideen, gebunden.

Was ist mit einer neuplatonischen Idee gemeint? Gemeint ist die Würde in ihrer Heiligkeit, zumal diese Idee auch mit dem Ewigkeitscharakter des Art. 1 GG belegt ist. Wenn die Würde unantastbar ist, so ist ein Tabu gemeint. Und hier ist es kein Zufall, dass dieser Begriff aus der Religionsphänomenologie stammt. Zugleich ist aber im Sinne einer historischen Soziologie daran festzuhalten, dass es sich bei dieser Entelechie (das Werden der Personalität der menschlichen Person als Gestaltmetamorphose) um keinen teleologischen Automatismus deterministischer Art handelt, sondern um eine existenziale Frage der aus (der Not der) Freiheit heraus zu gestaltenden Gesellschaftspolitik (vgl. auch in *Brandenburg u. a.* 2018, S. 21).

Wer sich mit der Empirie von Märkten im Wandel (epistemologisch reflektiert) wissenschaftlich beschäftigt, muss sich dieser Skalierungsnotwendigkeiten bewusst werden und sich ihnen stellen. Sonst weiß man nicht, was man tut.

Wie aus der theoriegeleiteten und (abduktiv [*Reichertz* 2013] im Sinne der *Grounded Theory*[27]) theoriebildenden empirischen Forschung zur stationären

---

27 *Breuer, Muckel & Dieris* 2009.

Langzeitpflege zu entnehmen ist, ist das Konstrukt der Lebensqualität der skalierende Fluchtpunkt der Analyse. Lebensqualität kann[28] als Proxy-Variable der Würdeorientierung in der Gestaltung der Lebenswelt in solchen und letztendlich in allen Wohnsettings gelten.

Wichtig scheint es hierbei zu sein zu betonen, dass diese moralisch anmutende Praktik des Bezugnehmens eben nicht aus einer (kaum haltbaren) autonomen (und somit vom sonstigen Leben des Menschen in seiner Seinsverfassung getrennten) Ethik deduziert wird, sondern – vielmehr und stattdessen – die Ethik die normativen Schlussfolgerungen in der oben angedeuteten ontologisch verfassten philosophischen (mitunter theologischen: *Schulz-Nieswandt* 2015b) Anthropologie des Menschen in seiner Personalität fundiert ist. Es geht also eher um die Deduktion des Moralisierens. Vom personalistischen Standpunkt aus gesehen (*Schulz-Nieswandt* 2017b) meint Lebensqualität eine inklusive Art des „guten Lebens" in der Polis (*Nussbaum* 2012).

Schaubild 3   Deduktionsordnung der personalistischen Ordnung

> Ontologie
>
> ↓
>
> Anthropologie → Ethik → Telos der Personalität

Um nochmals klare Rede walten zu lassen: Damit ist die Expertise – wissenschaftlich kontrolliert, literaturgesättigt, aber eben im Schwung ihres Engagements im Rahmen einer verfassungsrechtlich gebundenen öffentlich-rechtlichen Professur als Lehramt – endgültig in der Mitte des Themas angelangt.

Lebensqualität umfasst dabei einerseits Autonomie: Selbstbestimmung als Fundament der Selbstständigkeit, andererseits Teilhabe am und im Gemeinwesen (*Becker* 2014). Da der Mensch (figurationssoziologisch gesehen) ein sozial relationales Wesen (*Schulz-Nieswandt* 2018d) ist, ist seine Autonomie als Person immer relational und somit kontextabhängig (*cultural embeddedness*) und relativ, auch weil sie ressourcenabhängig ist. Den Menschen gibt es immer nur im Modus

---

28 Hier *Brandenburg & Schulz-Nieswandt* (2015), auch in *Brandenburg & Güther* (2015) sowie *Brandenburg & Güther* (2014) folgend.

seiner *cultures of relatedness*. Er ist in seiner narrativen Identität – ein entgrenztes Thema – immer nur der Knotenpunkt seiner sozialen Beziehungen. Daran ist ein Qualitätsmanagement zu skalieren. Daran ist die gesamte Pflegepolitik auszurichten. Das muss zwischen den Zeilen gelesen und verstanden werden. Anständige Politik ist hier nicht ohne Poesie. Das Lied der universalen Liebe und der konkreten alltäglichen Sorgearbeit erklingt und ist zu hören. Ist dieses Lied von einem kapitalistischen Orchester zu erwarten? Die Frage hat natürlich rhetorischen Charakter: *ex definitione* nicht. Die empirischen Befunde sprechen eher die Sprache einer Beweismathematik. Verweist die oben angeführte Metaphysik (*Schulz-Nieswandt* 2019g) des Noch-Nicht auf die historische Entfremdung des Menschen von seinem essenziellen Potenzial, so muss andererseits im Lichte eines kritischen Realismus das *analogia entis*-Theorem (das von der [bedingten] Gottähnlichkeit des Menschen handelt) der Theologie soziologisch übersetzt werden: Es wäre *Hybris* anzunehmen, die soziale Welt könnte gottartig perfektioniert werden.

Die Gottähnlichkeit ist die Grundlage der menschlichen Würde, nicht deren Bedrohung. Hybris meint die unbegründbare Steigerung der Gottähnlichkeit zum genuin Göttlichen. Aber das wird in der *analogia entis*-Philosophie ja gerade nicht behauptet oder anvisiert.

In diesem Zwischenraum zwischen dem zu minimierenden empirischen Entfremdungsbefund im sozialen Miteinander des Menschen einerseits und zu achtenden Grenzen zum (schlechten) Mythos der Perfektibilität des Menschen andererseits ist Lebensqualität als Proxy der gelebten Würde der menschlichen Person auf der Ebene einer semantischen Differenzialanalyse (vgl. in *Kromrey* 2013) zu operationalisieren.[29]

Schaubild 4 Personalität in der Mitte zwischen den Kollektivneurosen

Individualismus als Kollektivneurose

⇕

Personalität als equilibrative Mitte

⇕

Kollektivismus als Kollektivneurose

---

29 Dies ist wichtig für die Einschätzung radikaler Pflege(heim)kritik: *Fussek & Schober* 2019 sowie *Graber-Dünow* 2016.

Die beiden Pole sind gesetzt: Lebensqualität (vgl. in *Kaltenegger* 2016) umfasst (*Bonacker & Geiger* 2018) einerseits Geborgenheit und Sicherheit, andererseits die Freiheit der Selbstbestimmung, das Leben selbstständig zu führen. Freiheit darf nicht der Sicherheit geopfert werden. Freiheit ohne Absicherung ist nicht denkbar und daher nicht zu verantworten. Menschliche Individualität performiert sich im Alltag sozialer Wirklichkeit ohnehin immer nur in der Reziprozität des Menschen in seiner Rolle als Mitmensch (*Löwith* 2016).

Lebensqualität kann diese Freiheit aber nicht nur im Selbstbezug der Person abbilden, sondern nur im sozialen Miteinander-Sein, also im Modus der Partizipation (*Meier* 2015), des Mit-Seins, einschließlich der Mitverantwortung als Übernahme von Verantwortungsrollen, wodurch ein *Mich*-Erfahrungserleben (dazu auch *Harbusch* 2018) möglich wird.

Schaubild 5 Lebensqualität als Ausdruck eines relationalen Feldes

Freiheit : Sicherheit ≈ Individuum : Polis

↓

Lebensqualität

↑

Angst : Geborgenheit ≈ Vertrauen : Kohärenz des Sozialen

Es wird gleich noch weiter unten anzusprechen sein, dass sich dies operationalisieren lassen muss als personale Erlebnisgeschehensordnung der Aktualgenese, die bis ins hohe Alter und bis in die Hochaltrigkeit hinein der Bedürftigkeit nach Generativität (wie sie die lebenszyklische [entwicklungspsychologisch wie auch ethnologisch fundierte] Theorie des Selbstkonzepts des Menschen bei Erik H. Erikson verstand) fördernd nachkommt. Der dadurch vermiedene „soziale Tod" des alten Menschen – ein in der diachronischen wie in der synchronischen Ethnologie gut erforschtes Phänomen – ist der Lackmustest dieser Lebenswelt der Aktualgenese in den verschiedenen Wohnsettings.

Schaubild 6 Raum der Aktualgenese: Spannungsfeld ligatorischer Optionen

Dingliche Umwelt und soziale Mitwelt ↔ Das Selbst des Subjekts

⇕ ⇕

Aktualgenese ↔ Generativität als Bedürftigkeit

Andreas Kruse hat Recht: Wer diesen Zusammenhang als Betreiber nicht versteht, soll seine Einrichtung schließen. Diese Sicht der Dinge verändert unser Verständnis von Pflegekultur und des Qualitätsmanagements in der Langzeitpflege. In Deutschland dominiert ein ordnungsrechtliches Verständnis von Qualitätsmanagement, das seine obrigkeitliche Staatstradition aus der Frühzeit der aufkeimenden Moderne erkennbar werden lässt. Ein solches Denken, eine solche Haltung hat seine guten Gründe. Aber das Thema als Herausforderung hat eine diese Haltung und dieses Denken übersteigende Komplexität.

Diese weitgehend auf Strukturqualität abstellende Regulationskultur soll hier nicht – keinesfalls – wie das „Kinde mit dem Bade ausgeschüttet" werden. Aber die Kritik (*Schiemann, Moers & Büscher* 2017, S. 15) der Kritik seitens Kritischer Theorie (etwa bei *Friesacher* 2008; 2009; 2011), diese Ordnungsrechtstradition sei als technokratische Herrschaft nicht gegenstandsangemessen und erreiche nicht effektiv die eigentlichen Ziele, greift deutlich auch zu kurz.[30]

Pflege ist nicht im Sinne eines fordistischen Paradigmas (*Uhl* 2014) industriell zu standardisieren. Noch problematischer wird es vor allem dann, wenn der organisatorische Technizismus des Fordismus durch die kulturelle Grammatik des Kapitalismus beherrscht wird. Dann wird die an sich seelenlose Technowelt beseelt durch den Geist des Kapitalismus. Alles wird dann verwertet: Das Altern und letztendlich das Sterben. Dis Kosten des Todes sind die Endabrechnung der Geschäfte. Der Kapitalismus hat hier – in letzter Tiefe bedacht – eine faschistoide Eigenart: Noch der Rest des Menschen wird verarbeitet, verwertet, rentierlich entsorgt.

Was hier – wegen der sprachlichen Inszenierung – anstößig empören mag, ist kritische Wissenschaft im alten jüdisch-christlichen, auch islamischen Geist der Würde der menschlichen Kreatur: Der Leib des Menschen – als untrennbare Einheit von Geist, Seele und Körper – ist heilig, ist nicht zu instrumentalisieren. Faktisch

---

30 Erweiterte Sichtweisen in *Jacobs u. a.* 2018; zur Messung (*Mau* 2017) von Lebensqualität im Alter vgl. auch *Oppikofer & Mayorova* 2016. Zu Dementia Care Mapping vgl. auch *Wappelshammer* 2018.

schon, aber nicht im Lichte der Gestaltwahrheit des Menschen. Die Gestaltwahrheit des Menschen ist geprägt von dem sakralen Charakters des Menschen als Person. Dies begründet das (sakrale) Kindeswohl am Anfang des Lebenszyklus, später dann eben die Würde der hohen Alters, die nicht der Restmüll des produktiven Lebens des mittleren Erwachsenenalters darstellt. Das Alter ist die Krönung des Lebenszyklus. Damit will ich keiner Gerontokratie das Wort reden. Schon die Urhorde bei Freud war davon nicht begeistert. Der Tod im hohen Alter ist eigentlich zu feiern: Denn es die Vollendung eines schöpferischen Lebens.

Wie geht die habituelle Mentalität des Verwertungskapitalismus mit dieser Philosophie der Endlichkeit um? Gewährleistet wird nur jene Qualität, die sich in der differentialmathematischen Grenzwertbetrachtung gerade noch vereinbaren lässt mit dem Renditeziel.

Das Theorem der Lebensqualität als Nebenziel der kapitalistischen Logik:
Der Zusammenhang lässt als Theorem der Pareto-optimalen (vgl. auch im Anhang 1) Investition (Y) des Kapitalisten (K) darstellen:

$$|\partial R_K/\partial(Y_K)| \leq \partial R_K/\partial LQ_{aM}/Y_K.$$

Verbalisiert: Solange der Renditeverlust durch lebensqualitätsorientierte Investition der Gewinne (also $|\partial R_K/\partial (Y_K)|$) kleiner/gleich ($\leq$) dem Renditewachstumseffekt einer Investition (Y_K) in die Lebensqualität (LQ) der alten Menschen (aM) ist, wird Y_K getätigt. Aber eben nur solange. Anders ausgedrückt: Die LQ des aM ist solange ein Ziel des kapitalistischen Unternehmens, wie es vereinbar ist mit dem motivationalen Postulat der Renditemaximierung.

Dabei gilt es, gute Gründe für LQ-orientierte Investitionen zu erkennen: öffentliche Unternehmensreputation, Abwanderungstendenzen der Nachfrage, also fehlende Kundentreue etc. Doch das sind alles keine unmittelbar authentischen Motive substanzieller Rationalität, sondern instrumentelle Indikatoren strategischer Rationalität.[31] Die Firma des Kapitalismus kennt seine Minimalstandards strategischer Klugheitsethik, mehr aber auch nicht.

Das widerspricht dem Kant'schen kategorischen Imperativ des Art. 1 des GG: Denn die Würde des (alten) Menschen – Gegenstand auch der menschenrechtskonventionell zu verstehenden unionsbürgerschaftlichen Grundrechtscharta der EU – ist Selbstzweck, nicht Mittel zum Zweck. Das Problem ist nicht, dass sich

---

31 Zur Funktion der Maske, auf die hier angespielt wird, wären komplizierte kultur- und mentalitätsgeschichtliche Zusammenhänge darzulegen, auf die ich in früheren Schriften intensiver eingegangen bin. Zur relevanten Literatur vgl. auch in *Filitz* 2018, S. 9 ff.

organisierte Sorgearbeit refinanzieren muss, einschließlich eines für sachzieldominierte bedarfswirtschaftliche Reinvestitionen notwendige Gewinnaufschläge (das ist nicht kapitalistische Logik, sondern gemeinwirtschaftliche Achtsamkeit mit Blick auf die Gewinnentstehung und die gesetzlich regulierte Gewinnverwendung). Das Problem liegt in der Dominanz des Formalzieles der Gewinnmaximierung, für das die Care-Arbeit nur ein nicht unmittelbar wertgeschätztes Mittel zum Zweck ist. Um das Renditeziel zu erreichen, ist dann auch Qualitätsdumping eine legitime Strategie. In der Gemeinwirtschaftslehre ist das Renditeziel eine notwendige Nebenzielbestimmung, der Sachzieldominanz der qualitätsgeschützten Bedarfsdeckung funktional untergeordnet.

Gemeinwirtschaftslehre ist in diesem Verständnis überhaupt nicht irrational. Im Vergleich zur formalen Zweckrationalität kapitalistischen Wirtschaftens handelt es sich in der Gemeinwirtschaftslehre aber um eine Logik substanzieller Rationalität, also um eine werteorientierte Ökonomik. Das inkludiert schlichte technische Produktionseffizienz von Input und Output:

$$output/input \rightarrow minimax!$$

oder differentiallogisch:

$$\partial output/\partial input \geq 0.$$

Aber im Sinne der Maximierung der Kosteneffektivität (Ω) dient die *minimax*-Regel für die Relation von Input (*i*) und Output (*o*) der Optimierung der Outcome *O* (hier der Lebensqualität *LQ*):

$$(\Omega \rightarrow max!) = f\{O[LQ]/([o/i] \rightarrow minimax!)\}.$$

An der diesbezüglich oppositionellen *Metaphysik der Sachzieldominanz der Gemeinwirtschaftslehre der effizienten Optimierung der Outcome-Bilanz* ist die kapitalistische Marktwirklichkeit zu messen.

Die Messung fällt katastrophal schlecht aus. Die sozialökonomischen Daten decken einen moralischen Skandal auf. Und das Markt(glücks)geschwätz verweist auf die Entfremdung des Themas hin: Die Politik ist nicht mehr wirklich lebensweltlich nah am Thema dran. Die Praktiken, die als ritualisierte Kulttänze um die aus der klinischen Forschung entlehnten Konzeptidee der Evidenz zentriert sind, stehen immer noch in einer Tradition des dem Szientismus verpflichteten *social engineering* und sie verkörpern eher – als Praktiken des hydraulischen Technizismus

– den *homo faber* (*Frisch* 2011; *Huxlex* 2011) der *techne* statt der kommunikativen *praxis* des *polis*-Menschen.

Analog zu meiner Studie zum Privatisierungsdispositiv des EU-Kommission (*Schulz-Nieswandt* 2013c; 2010), in der ich von einer *kafkaistischen* Regulations-kultur sprach, fragt sich auch hier, welchem gouvernementalen Dispositiv diese Ordnungsbürokratie eigentlich folgt. Der Kapitalismus wird in seinen wilden Aus-wüchsen zivilisiert, begrenzt, gebändigt. Warum bringt man nicht von vornherein eine alternative Rationalität substanziellen Wirtschaftens zur Geltung?

Ist Gemeinwirtschaft ohne wettbewerbliche Anreizordnung *a priori* ineffizient? Dieser Mythos ist hegemonialer Natur. Nur klärt dieser Mythos als Narration nicht erfolgreich auf, sondern er vernebelt und vermauert Pfade in eine bessere Welt. Natürlich muss man gemeinwirtschaftliches Arbeiten zu permanenten Lernkul-turen entwickeln. Es gibt gute Vorbilder für Praktiken der effizienzorientierten Selbstbindung von Unternehmen ohne einen externen Stachel des Wettbewerbs, der bekanntlich das Geschäftsfeld beleben soll. Gemeinwirtschaftliche Unternehmen müssen sich nachhaltig als signifikant lernende Organisationen ausweisen. Aber eine solche Gemeinwesensökonomik ist möglich. Auch sie muss „rechnen". Auch sie kennt Postulate der Wirtschaftlichkeit. Auch sie kennt Budgetrestriktionen. Aber sie ist authentisch der Sachziellogik verpflichtet. Die konstitutiven normati-ven Vektoren einer solchen substanziellen Rationalität sind – beides transaktional (also in dichter Wechselwirkungsdynamik) gedacht – die Kontextualisierung des Wirtschaftens durch Sozialraumbildung und die Personenzentriertheit im Pro-zessgeschehen der Leistungserstellung.

Mit Blick auf die ORDO-liberale Philosophie der Marktregulierung muss festgehalten werden: Qualitätssicherstellung in diesem Feld geht auch anders. In dem Landesverordnungswesen zur Implementation der Rheinland-Pfälzer WTG-Entwicklung hat sich das Land entschlossen, sich in der Problematik der Fachkräftesicherstellung mit Authentizität, Offenheit, Phantasie und Mut einer auf der Anerkennungsphilosophie von Martha Nussbaum (ich würde gerne ferner das Dialogische Prinzip von Martin Buber [andere Figuren wie z. B. Rosenzweig oder Löwith u. v. a. im Gedächtnis] anführen[32]) basierenden dialogischen Verfahrenskultur gegenüber den stationären Einrichtungen der Altenpflege und des Wohnens von Menschen mit Behinderungen zu öffnen. Die Landesberatungs- und Prüfbehörden ermöglichen so[33], ohne die Legitimation staatlicher Autorität (mit dem Monopol auf legitime physische Gewalt des Rechtsstaates als [z. B. kindeswohlzentrierter]

---

32 Vgl. auch *Rosenstock-Huessy* 1963.

33 Dazu demnächst der Abschlussbericht einer Zwischenevaluation durch *Schulz-Nieswandt, Köstler & Mann* (2019b).

Wächter[34]) zu erodieren, Chancen zu innovativen Lernprozessen zur Lösung struktureller Probleme[35]. Auf diese Transformation der Regulationskultur ist in Kapitel 3 erneut zurückzukommen, wenn es kurz nochmals um die typologisch fassbaren Innovativitätsunterschiede im Markt der Einrichtungen geht.

Dieses Projekt wird deshalb hier angesprochen, weil die Frage des Pflegefachkräftemangels (*Dammayr* 2019) ein Thema innerhalb der Marktanalyse und des Wandels der stationären Einrichtungen ist. Ohne in die umfangreiche Literatur zur Problematik des Fachkräftemangels[36] einzutauchen[37], sei auf den Forschungsbefund hingewiesen, dass es eben keine gesicherte Evidenz für einen bestimmten Fachkräfteschlüssel gibt, auch nicht für eine bestimmte Architektur eines pyramidal aufgebauten multi-professionellen Teams unterschiedlicher Qualifikationen und auch Qualifikationsstufen (*Brandenburg & Kricheldorff* 2019; auch in *Bogai* 2017; *Stagge* 2016; zur interkulturellen Öffnung stationärer Pflege: *Schwarzer* 2018), dass die Landesgesetzgebung in Rheinland-Pfalz durchaus zulässt. Es ist explizit die (berechtigte) Angst vor Formen des Marktversagens (*Schulz-Nieswandt* 2010d; *Mühlenkamp & Schulz-Nieswandt* 2008), wenn dieses Strukturqualitätsregime im Sinne einer marktliberalen Haltung abgebaut werden würde. Der Wettbewerb des Marktes treibt durchaus zum Opportunismus in Form eines Qualitätsdumpings.

Zum Ende dieser Ausführungen kann auf den Titel des Kapitels eingegangen werden: „Lebenswelt versus System?" Angesprochen ist damit die Problematik (die ich mit Bezug auf die Logik der Selbsthilfeförderung im Neokorporatismus des gemeinsamem Selbstverwaltung des Gesundheitswesens an anderer Stelle [*Schulz-Nieswandt* 2019b; vgl. auch in *Schulz-Nieswandt u. a.* 2018[38]] ausführe), die auf die Frage nach der Funktionslogik des Leistungsgeschehens zielt. Die Frage lautet: Orientiert sich das Geschehen achtsam[39] an den lebensweltlichen Daseinsthemen und existenziellen Bedürfnissen der Selbstsorge der Menschen (hier: der

---

34 Wohl (psychoanalytisch aufgeklärt) wissend, dass es sich hier – analog zu der Rolle der Verfassungsgerichte als gesellschaftliches Über-Ich – um eine säkularisierte Vater-Gott-Gestalt handelt, die immer Gefahr läuft, zu regressieren.

35 Auch dazu läuft ein Evaluationsprojekt der Universität zu Köln (*Schulz-Nieswandt, Köstler & Mann* 2018 *ff.*), das aber erst Ende 2018 begonnen hat und über 3 Jahre laufen wird.

36 https://www.zeit.de/wirtschaft/2018-04/fachkraeftemangel-altenpflege-deutschland-statistik. Zugriff am 6. Januar 2019.

37 *Klie & Arend* 2018; *Klöppner, Kuchenbach & Schumacher* 2017; *DIP* 2014.

38 Vgl. auch *Schulz-Nieswandt & Langenhorst* 2015; *Schulz-Nieswandt* 2018m.

39 Zur hermeneutischen (vgl. auch *Keller* 2012) Ethik der Achtsamkeit vgl. *Schulz-Nieswandt* 2010b. Zur respektvollen Anerkennungshaltung in der Pflege vgl. *Güther* 2018 sowie auch *Hitzler* 2011. Zur Ideengeschichte der Anerkennung: *Honneth* 2018. Zur Achtung

Bewohner*innen der Einrichtungen) oder (umfassend in *Schulz-Nieswandt* 2010a) an a) der Logik des Systems (auf der Makroebene des Geschehens: Ökonomik der Kapazitätsauslastung und der Markteroberung) und b) an den Programmcodes der Einrichtungen (auf der Mesoebene des Geschehens: Cure als klinische Alpha-Kampfkultur und Maschinenbaulogik der Akutmedizin; körperzentrierte Engführung der Pflege) sowie c) den Habitusfomationen der Professionen (auf der Mikroebene des Geschehens: Care als paternalistische Für-Sorge)? Nochmals anders formuliert: Kolonialisiert das System die Lebenswelten (so in Anlehnung an Jürgen Habermas formuliert: vgl. in *Schulz-Nieswandt* 2019b)?

Was gemeint ist, drückt der Titel einer ethnographischen Studie aus: „Ein neues Zuhause? Eine ethnographische Studie in einem Altenpflegeheim" (*Hahn* 2011)[40]. Es geht im Lichte kritischer Theorie um die grundlegende Anfrage, ob das Leben im Alltag[41] im Alter zur Gestaltwahrheit in der Daseinsbewältigung kommt? Ist dies im Sektor der stationären Langzeitpflege möglich?

Vor welchen daseinsthematisch bedeutsamen Existenzgestaltungsfragen stehen wir eigentlich hier? Wenn Menschen in der Hochaltrigkeit einsam in das Heim übersiedeln, werden Dinge (des alltäglichen Wohnens) – wie im kindlichen Animismus [wenn Jean Piaget in seinen entwicklungspsychologischen Studien Evidenz hat] – lebendig (*Depner* 2015), weil die alte vertraute Lebenswelt fort ist. Und ansonsten kehrt ein seltsames Schweigen (*Christov* 2016) ein. Ist die Abhängigkeit schon eine existenzielle Kränkung, so kommt es dort zum sozialen Tod, wo die sozialen Beziehungen fehlen (*Pleschberger* 2005). Wer glaubt wirklich, dass diese Fragen im Kalkül des Kapitalanlagemodells eine konstitutive Rolle spielen? Welche Dividendenempfänger*innen – wenn es nicht ohnehin Depotstimmrechte der großen Geschäftsbanken sind – haben dies auf dem Bildschirm? Sollten sie nicht mal dort einige Wochen hospitieren, ihre eigene Zukunft – einschließlich des dortigen Sterbens[42] (*Salis Gross* 2001), also des einsamen Todes (*Elias* 1982) – vorwegnehmend?

Wenn die Privatwirtschaft, wie weiter unten noch zu rekonstruieren ist, stolz ist auf ihre Kapitalbeschaffung, so fragt sich, ob sie auch weiß, worum es in der

---

(statt Demütigung) als Grundlage der Würde: *Margalit* 2012; ferner *Herrmann, Krämer & Kuch* 2007 sowie *Brachmann* 2015.

40 Vgl. auch *Schließmann* 2016. Instruktiv auch die psychoanalytische Studie von *Trunkenpolz* (2018) zur Lebensqualität von Pflegeheimbewohnern mit Demenz.

41 Der Alltag ist zum Gegenstand umfänglicher Reflexionen in der Sozialphilosophie und Sozialtheorie geworden, klassisch schon bei Agnes Heller, Leo Kofler, Henri Lefebvre, Michel de Certeau, Pierre Bourdieu, Otto Friedrich Bollnow, auch bei Harold Garfinkel, Erving Goffman, Roland Barthes u. a.

42 Dazu auch *Xyländer & Sauer* 2018; *Schwenk* 2017.

Sorgearbeit wirklich geht. Geht es abstrakt nur um eine optimale rentierliche Allokation der Produktionsfaktoren (Kapital und Arbeit sowie Baugrundstücke) im Rahmen der Bebauung von Grundstücken? Weiß das private Unternehmertum um die relevanten Outcome des ganzen Geschehens? Wie steht es um diese gehobene Kultur des Wirtschaftens? Wie steht es um die substanzielle Rationalität des Wirtschaftens? Das verbindliche Recht schreibt uns eigentlich längst schon vor, wie diese Kultur des Wirtschaftens – vom Drehbuch her gesehen – zu verstehen ist und in der Folge zu funktionieren hat.

Versteht das privatwirtschaftliche – empirisch könnte aus guten Gründen auch gefragt werden: durchaus ebenso das [konvergierende, wirtschaftsreligiös gesprochen: zum Kapitalismus konvertierende] frei-gemeinwirtschaftliche – Wirtschaften diese normative Rahmung und Einbettung nur (rollensoziologisch gesprochen) als „ärgerliche Tatsache der Gesellschaft" (begrifflich auf die Rollentheorie von Ralf Dahrendorf[43] [*Homo Sociologicus*] zurückgehend) oder, sogar freudig, als Motivation zum Beitrag zum gelingenden guten Leben der Gemeinde? Die beiden Haltungen des Wirtschaftens lassen sich nicht binär codieren als {rational versus irrational}.

2.2 Normativ-rechtliche Vorgaben

Die normativ-rechtlichen Vorgaben sind, kohärent hoch verschachtelt, über eine Mehrebenenarchitektur – vom UN-Völkerrecht über das EU-Recht, das GG, die Sozialgesetzbücher und die eigengesetzliche Aktivität der Länder (insb. über § 9 SGB XI und seit der Föderalismusreform von 2006 in der „Heimaufsicht" im Rahmen der je eigenen Wohn- und Teilhabegesetze sowie den entsprechenden Verordnungen zur Umsetzung der WTG) – mit der Signatur ausgeprägter Verbindlichkeit geordnet (*Schulz-Nieswandt* 2017a).

Mehr noch: Das Menschenbild der Personalität transportiert sich hier durchgängig als Rechtsphilosophie der teilhabenden Selbstbestimmung im Modus der sozialen Mitverantwortung der Person. Verankert ist dies auf verschiedenen Rechtsebenen:

UN-Völkerrecht: Das Völkerrecht konkretisiert die Grundrechte übereinstimmend mit dem *Capability Approach* als transaktionale Idee der personalen Befähigung (*Nussbaum* 2015) und der sozialraumorientierten Infrastrukturgewährleistung (*Schulz-Nieswandt* 2016c). Dem korrespondiert empirisch der Bedarf (*Noack* 2017) an einer neuen Pflegeinfrastruktur (*Bode, Brandenburg & Werner* 2014) in Deutschland.

---

43 Vgl. auch *Kühne* 2017.

Bundesdeutsches Verfassungsrecht (GG): Das Kant'sche Sittengesetz des Art. 2 GG (gemeint ist das Grundrecht auf gemeinsamer freie Entfaltung aller Personen[44]) vor dem Hintergrund des Kant'schen kategorischen Imperativs des Art. 1 GG thematisiert die Würde (Dignity), als fundamentale Kategorie der Grundrechtstheorie im menschenrechtskonventionellen Status völkerrechtlich über die UN-Konventionen gestärkt und konkretisiert als Sozialstaatsklausel (Art. 20 GG) des Rechtsstaates im Modus des sozialen Gewährleistungsstaates.

Europäisches Recht: Kompatibel mit der verfassungsrechtlichen Vorgabe der sozialen Marktwirtschaft in Art. 3 (3) EUV und verbunden mit der Grundrechtscharta der EU, in EUV und AEUV verankert, ist im vorliegenden Zusammenhang vor allem zu verweisen auf das Grundrecht des freien Zugangs zu den Dienstleistungen von allgemeinem Interesse (DAI/SSGI) als Strukturwert der EU, weitgehend identisch (bzw. analog gestrickt) mit der Idee der kommunalen Daseinsvorsorge in Art. 28 GG.

Bundesdeutsches System der Sozialgesetzbücher: Im Sozialrecht verdichtet sich diese Mehrebenenordnung in der zentralen konstitutiven Rechtsphilosophie des § 1 SGB I, in dessen Lichte dann auch so entscheidende Möglichkeiten wie die des § 71 SGB XII hermeneutisch zu erschließen sind. Sozialversicherungen und Kommunen bzw. Länder können – gerade auch mit Blick auf § 20h SGB V, den § 7c SGB XI und den § 45d SGB XI [*Schulz-Nieswandt* 2018a; 2019b] – sodann gemeinsam sozialraumbildend tätig werden.

Zu Recht wird vielfach in der einschlägigen Literatur betont, dass die bundesdeutsche Verfassung „ein sich selbst verwaltendes Sozialversicherungssystem" darstellt (vgl. auch dazu BVerfGE 75, 108, 146; BVerfGE 79, 87, 101). Einerseits. Andererseits hat es nie ein reines Prinzip der Versichertenselbstverwaltung gegeben. Sozialversicherungen (Art. 87 [2] GG) können sich daher (wo ein Wille ist, fehlt es auch nicht an möglichen Wegen) in einem ordnungspolitisch wohlverstandenen Sinne durchaus der kommunalen Daseinsvorsorgeproblematik kooperativ öffnen. Umgekehrt sind die Handlungsspielräume der Kommunen begrenzt. Nicht der Bund (Art. 84 [1] Satz 7 GG), wohl aber gemäß Art. 83 GG die Länder (unter der Bedingung der Achtung des zwingenden Konnexitätsprinzips im finanzverfassungsrechtlichen Sinne) können die Kommunen zu Aufgaben verpflichten, sodann aber auch redlich ermächtigen und befähigen.

Diese rechtlichen Hintergründe sind von zentraler Bedeutung für die Ermöglichung einer *Caring Community*-Förderungpolitik im politischen System der Bundesrepublik Deutschland. Die auf die bereits ältere Formel des Wohlfahrtspluralismus zurückreichende Debatte um die Idee des *welfare mix* (Hilfe-Mix) – passend zu

---

44 Rechtsphilosophisch definiert als Rawlsianische Teilmengen der Pareto-Lösungen der Wohlfahrtsoptimierung. Vgl. dazu den Anhang 1 in der vorliegenden Arbeit.

§ 8 SGB XI – ist Teil dieser vom 7. Altenbericht (vgl. Sonderheft von ProAlter 2017: www.kda.de) herausgearbeiteten Idee der lokalen sorgenden Gemeinschaften im Kontext choreographisch gestalteter regionaler Versorgungsinfrastrukturlandschaften. In dieser Perspektive lässt sich auch die Morphologie der Formen sozialen Engagements (vgl. in *Schulz-Nieswandt & Köstler* 2011; *Köstler & Schulz-Nieswandt* 2010; *Köstler* 2018) i. V. m. der Morphologie des Dritten Sektors (*Schulz-Nieswandt* 2008) sozialraumorientiert in den Kontext kommunaler Daseinsvorsorge einordnen (*Schulz-Nieswandt* 2015d; *Schulz-Nieswandt & Köstler* 2011).

Somit ist das Thema der Öffnung der Heime hin zur Sozialraumorientierung im Quartiersbezug auch normativ-rechtlich gerahmt.

2.3 Zwischenfazit: Anthropologische Tiefenstruktur – Personalität als Skalierungspol der empirischen Sozialökonomie

Es dürfte deutlich geworden sein, dass das Verständnis von Personalität als ein Selbst-Sein im Modus des gelingenden sozialen Miteinanders der Dreh- und Angelpunkt der Skalierung von sozialer Innovativität (hier im Sektor der stationären Langzeitpflege) darstellt. Das ist entscheidend für das Verständnis von Kosteneffektivität in der Sozialökonomie und in der sozialökonomischen Wohlfahrtstheorie (vgl. auch Anhang 1), das hier nicht nochmals ausführlich dargelegt werden soll (wie in *Schulz-Nieswandt* 2018l sowie 2016b).

Festzuhalten sei nur, dass Effektivität über das engere Verständnis der technischen Produktionseffizienz hinausgeht und im Kern effiziente Zielerreichung meint: Kosten-Effektivität Ω meint folgenden Funktionszusammenhang:

$$\Omega = Outcome/input\text{-}output \rightarrow max!$$

Ziele sind aber Gegenstand politischer Verständigung über das sozial Gewollte. Sozialökonomie ist daher in ihrem inneren Wesen eine politische Wissenschaft (*Schulz-Nieswandt* 2016b). Welche Ziele wollen wir effizient erreichen? Das ist die konstitutive Frage. Sozialökonomie ist werturteilfrei gar nicht zu haben. Nochmals anders formuliert: Sozialökonomie ist die Wissenschaft von der Allokationseffizienz – aber: in Bezug auf welche Ziele?!

Damit kommt erneut die Skalierung von Einrichtungen im Lichte der Lebensqualität der Bewohner*innen als Proxy für die Würde der Daseinsführung der Person in den Blick.

2.4   Was ist Pflege? Aktualgenese in der sozialen Interaktionsarbeit transaktional denken

Die Frage der Lebensqualitätsskalierung ist eine hermeneutische Leistung des Erlebnisgeschehens der Person in der Einrichtung. Dieses Erlebnisgeschehen hat, folge ich der daseinsthematischen Psychologie in der Bonner-Heidelberger Tradition von Hans Thomae bis hin zu Andreas Kruse (*Schneider* 2019), eine Ordnung, ist also vom Geschehen her strukturiert, trifft aber – transaktional zwischen Mensch und Umwelt gedacht – auf das innere (intra-personale) *Endon* der Grundgestimmtheit des jeweiligen Menschen.

Das Endon (vgl. in *Tellenbach* 2011) ist nun ein Konstruktbegriff der daseins-anthropologischen Psychiatrie[45] (bei Zutt, Tellenbach, Blankenburg) für das Verstehen der Grundgestimmtheit als innere Ordnung des Erlebens und der (offenen/verschlossenen; bejahenden/verneindenden) Art der charakterlichen Selbstaufstellung der Person in der Hinwendung zur Umwelt, in diesem Sinne als *Endo-Kosmo-Genität* den inneren Mechanismus des Sozialcharakters (vgl. auch *Simon* 2018) bezeichnend, wie er in der Neurosenlehre (*Naranjo* 2016) als Verstiegenheitslehre (bei Ludwig Binswanger [*Binswanger* 2010] und dem Wengener Kreis) abzuhandeln ist.

Mit diesem analytischen Instrumentarium nun wieder zum direkten Gegenstand kommend: Was uns z. B. noch beschäftigen wird, das ist eine psychodynamisch verstehbare Selbstblockade der Menschen (vgl. auch *Schröder* 2012) gegenüber der Öffnung der Heime zum Quartier hin, indem affektpsychologisch (*Bulka* 2015; *Ciompi* 2019) – von Angst [*Fischer u. a.* 2017] und Ekel [*Menninghaus* 2002; *Kolnai* 2007] gesteuert – das INNEN (der Gemeinde) nicht zum AUSSEN (den „Sonderwohnformen") hin geöffnet wird (*Schulz-Nieswandt* 2012b; 2013b).

Aber es geht sodann nicht nur um das Hin nach AUSSEN vom INNEN heraus. Das AUSSEN muss auf den INNENRAUM der Heimwelt zugehen. Vom AUSSEN aus betrachtet ist diese Heimwelt ein AUSSEN im INNEN. Was AUSSEN und INNEN jeweils ist, verschiebt sich je nach Standort der Beobachtungsperspektive.

Ich habe diesen Mechanismus in meiner Erhardt Kästner-Studie zum apotropäischen (*Böcher* 2013; jetzt auch *Schulz-Nieswandt* 2019e) Habitus von Teilströmungen der „konservativen Revolution" darlegen können (*Schulz-Nieswandt* 2017g). Und ich konnte dies in meiner Richard Seewald-Studie (*Schulz-Nieswandt* 2018g) mit analytischen Blick auf den sozialkonservativen Habitus liebender Weltoffenheit in Teilströmungen der (z. T. links-)katholischen Modernisierung über die Differenzanalyse diagnostisch validieren.

---

45 Vgl. auch *Mennel* 2016.

Nun kommt es auf die thematische Applikation an: Es wird an dieser Stelle deutlich, dass eine Öffnung der Heime nicht nur von INNEN ein sozialer Lernprozess (auf den hin mit Fokus auf die Personenzentriertheit [*Branazke & Brandenburg* 2017] Forderungen [Brandenburg 2018] zu stellen sind) darstellt, der charakterlich in identitätsrelevanter Weise eine Selbsttranszendenz im Sinne dionysischer Transgression (*Schulz-Nieswandt* 2019g) verlangt, sondern auch im Resonanzraum des Da-Draußen des AUSSEN eine Offenheit im Sinne einer dionysischen Sprungbereitschaft verlangt.

Es mag überraschen:, aber das ganze GALINDA-Projekt hat seine tiefenpsychologische Dimension: Wie steht es um die Haltungen zur Veränderungsoffenheit? Die Blockaden sind tiefer verankert als gemeinhin gesehen und/oder zugegeben wird. Tiefe Ängste – gesteigert zum apotropäischen Ekel (*Schulz-Nieswandt* 2019e) – oder zumindest blockierende Unsicherheiten dominieren oftmals das Geschehen. Es fehlt an „Mut zum Sein" (Paul Tillich) und der freudigen Hinwendung zum „Wagnis" des Lebens (Peter Wust). Die Angst vor dem Scheitern blockiert die psychomotorische Offenheit (*Schulz-Nieswandt* 2019a).

Das GALINDA-Projekt ist so gesehen eine äußerst komplexe und überhaupt nicht triviale Problematik sozialer Lernprozesse zur Selbsttransformation der pfadabhängigen Akteure (Mikroebene) und deren innerer Arbeitsapparate (Intra-Mikroebene), der Institutionen (untere Mesoebene), der Versorgungslandschaften (obere Mesoebene) und der Sozialstaatskultur (Makroebene) und deren Einbettung in die globalen Verhältnisse (Meta-Makro-Ebene):

Schaubild 7   Ebenen des Transformationsgeschehen

Intra-Mikroebene → psychischer Arbeitsapparat,

Mikroebene → Individuen,

untere Mesoebene → Organisationen/Institutionen,

obere Mesoebene → Regionen,

Makroebene → nationalstaatlich verfasste Gesellschaft.

Meta-Makro-Ebene → supra-nationale globalisierte Welt.

Anthropologisch und entwicklungspsychologisch ist der Mensch (angesprochen sind die Theoreme der exzentrischen Positionalität und der Plastizität) dazu als Folge einer gelingenden „zweiten, sozio-kulturellen Geburt" (Dieter Claessens) potenziell in der Lage, kann aber tatsächlich daran leicht scheitern. Das Endon muss hierzu (vgl. dazu auch *Hennig & Kohl* 2011) offen und liebend sein, von Kreativität, Phantasie, Mut und Freude geprägt sein. Neurotisch verstiegene Angst, aber auch Ekel, Verbitterung und Geiz stehen der (als geradezu dionysisch [*Schulz-Nieswandt* 2019g] zu definierenden) Sprungbereitschaft zur Reise ins Neue[46] als ein „Ganz Anderes":

$$\{Identität \leftrightarrow Alterität^{47}\} \to gewandelte\ Identität$$

entgegen. Das *numinose* (*Lauster u. a.* 2013) Erleben der Situation (zwischen Faszination des Neuen und Abschreckung angesichts der Möglichkeit des Scheiterns) mag noch als psychodynamisches Gleichgewicht angesehen werden, weil es ergebnisoffen das Spannungspotenzial veranschaulicht.

Damit ist das Thema der Offenheit der Kommune gegenüber dem *homo patiens* (*Rothe, Kreutzner G & Gronemeyer* 2015) angesprochen (*Schulz-Nieswandt u. a.* 2012; *Schulz-Nieswandt* 2012a; 2013a).

Die Psychodynamik der apotropäischen Hygieneangst (*Schulz-Nieswandt* 2019e; vgl. auch *Castro Varel & Mecheril* 2016) als Selbstblockade ist aber nicht nur (auf der Mikroebene) auf Individuen anzuwenden, es betrifft auch (auf der Mesoebene) den institutionellen Habitus von Einrichtungen als Organisationen sozialer Interaktionsordnungen. Und es ist (auf der Makroebene) zu fragen, ob die Sozialpolitik zur dionysischen Offenheit auf der Suche zu einer neuen – inklusiven – Ordnung des Prozessgeschehens bereit ist (*Schulz-Nieswandt* 2015a; 2019g).

Damit wird das Verständnis der neuen Ordnungsidee der inklusiven Gemeinde als Sozialraum (*Schulz-Nieswandt* 2013a; 2013b) nochmals auf einer ganz anderen Weise evident (*Schulz-Nieswandt* 2017c): Caring Communities als Community-Building (*Schulz-Nieswandt* 2016c) sind als genossenschaftsartige Kulturen der gegenseitigen Hilfe zu verstehen (dazu weiter unten nochmals, ansonsten *Schulz-Nieswandt* 2018h; 2018k).

Und noch ein anderer Aspekt wird erkennbar: Sozialraumorientierung in der Öffnung der Heime bedeutet nicht einfach eine Öffnung hin zu einem fertigen Resonanzraum der Rezeption „(st)ambulantisierungsbereiter" Einrichtungen. Der

---

46 Dazu die psychomotorische Selbstanalyse von *Schulz-Nieswandt* 2019a.
47 *Waldenfels* 2015; *Karen* 2019.

Sozialraum muss überhaupt erst (*community-building*) gebildet werden[48]. Sozialraum bezeichnet – die Raumidee eben nicht (oder nicht nur) nicht containerartig verstehend – die Kultur der Vernetzung in der Lebenswelt des Wohnens (*Schulz-Nieswandt* 2018d). Im Moment des Verschwindens der Netzwerke verschwindet auch der Sozialraum. Dann bleibt nur die leere Hülle physischer Geographie.

Vor diesem Hintergrund muss analytisch erschlossen werden, was Institutionalisierung in der Versorgungslandschaft (bzw. im Umkehrschluss: De-Institutionalisierung durch Community Care: *Aselmeier* 2007) in den Feldern der Altenpflege, der Psychiatrie und der „Behindertenarbeit" meint. Es ist eine Sichtverkürzung, vor allem im Rekurs auf architektonische Strukturen (in der Panoptikum-Tradition [*Rölli & Nigro* 2017] gesehen: das klassische Krankenhaus oder das Gefängnis als protypische Blaupause für den institutionellen Charakter), die Pflegeheime als „totale Institutionen" im Sinne von Erving Goffman[49] [*Goffman* 1961] zu verstehen. Architekturpsychologisch und raumerlebenssoziologisch gesehen ist die Relevanz der Strukturation der Wahrnehmung durch die Raumordnung evident (*Fisher* u. a. 2016; *Heeg & Bäuerle* 2011b; *Ellard* 2018).[50] Aber die Prozesse der Ordnungen des personalen Erlebnisgeschehens sind komplexer.

Es kommt auf das Erleben der sozialen Interaktionsordnungen innerhalb von Räumen an.

Die Literatur über totale Institutionen in Verknüpfung mit Pflegeheimen hat – wenngleich Themen der Fixierung und der Freiheitseinschränkung allgemein, der Formen der Gewalt etc. nicht ohne bleibende Bedeutung sind – in den letzten Jahren abgenommen und konzentriert sich eher kulturwissenschaftlich auf das Problem des Asyls (*Täubig* 2009) oder auf die spezielle Welt des Gefängnisses (*Bögemann, Keppler & Stöver* 2010). Zum Teil haben sich die Forschungsfragen oder auch die Perspektiven (*Brachmann* 2011) verschoben, so etwa mit Blick auf autoritäre Akzeptanzmuster in der Nutzung totaler Institutionen.[51] Dennoch bleiben Sonderwohnformen stationärer Art kritisch beurteilt als „Welt in der Welt" (*Schmuhl u. a.* 2013).

Institutionalisierung wird daher heute als Effekt spezifischer sozialer Interaktionen verstanden. Diese hängen vom Programmcode der Institutionen (deshalb sind[52]

---

48 *Schulz-Nieswandt* 2018a; am Beispiel der Evaluation des Gemeindeschwester[plus]-Experiments in Modellkommunen in Rheinland-Pfalz: *Schulz-Nieswandt* 2018e; 2018f; *Schulz-Nieswandt, Köstler & Mann* 2018; *Schulz-Nieswandt* 2019c.

49 Zu *Goffman* vgl. *Raab* 2014 sowie *Dellwing* 2015.

50 Instruktiv: *Confurius* 2017.

51 *Bretschneider, Scheutz & Weiß* 2011; *Scott* 2011; klassisch schon *Coser* 2015.

52 Metaphorisch (*Schmitt* 2017) fassbar.

Patient*innen mit Demenz ein Störfaktor – das Fremde – im Raum der Akutkran-
kenhaus[53]medizin) und vom Habitus der Professionen (aber auch der Angehörigen)
ab: so z. B. und insbesondere das beobachtbare *dependency-support-Skript* sowie
Praktiken des *overprotection,* sozio-linguistisch de-chiffrierbare Praktiken von
baby-talk und andere Infantilisierungsstrategien etc.

Solche Institutionalisierungen können in allen Wohnsettings und Pflegearrangements auftreten. Nicht nur im Heimsektor. Was schon früh als Empowerment in
der Geschichte der Sozialen Arbeit benannt wurde, wird heute sozialrechtlich als
rehabilitationspsychologisch verstehbare Aktivierung (in der Pflege[54]) kodifiziert
und ist (im Poststrukturalismus [*Bröckling* 2017; *Schnabel* 2018[55]] kritisch diskutiert) in ideologisch unterschiedlich konnotierten und konturierten Variationen
der Befähigung zum Selbstmanagement (*health literacy, digital literacy, death
literacy* etc.) präsent.[56]

Nun kann auch leichter geklärt werden, welche Bedeutung das aus der Ge-
staltpsychologie und der Humanistischen Psychologie (Rogers, Bühler, Maslow)
stammende Theorem der Aktualgenese (intruktiv in *Kruse* 2017) hat: *Aktualgenese*
bezeichnet den Prozess der Aktualisierung der Selbstwerdung und des Wachstums
der Person durch anregende Umwelten, hier des fortgeschrittenen Alterns.

Rechtsphilosophisch ist nochmals darauf zu verweisen, dass der Mensch über
den gesamten Lebenszyklus im Rahmen des sozialen Gewährleistungsstaates ein
Grundrecht auf Umwelten des gelingenden Werdens der Person hat. Das Konzept
der Aktualgenese ist grundsätzlich transaktional zu verstehen und beruht in diesem Sinne der Wechselwirkung von Person und Umwelt auch auf der Offenheit
der Person als Haltung gegenüber der aktivierenden Umwelt.

Die zwingende Schlussfolgerung ist nun zu ziehen: Einrichtungen des Wohnens
und der Langzeitpflege sind daran zu skalieren, ob und inwieweit diese Räume der
Aktualgenese – z. B. durch Vorhalten von Gärten für Menschen mit Demenz [*Heeg
& Bäuerle* 2011] – darstellen. Dazu gehört auch die Praktik von aktivierenden
Methoden wie der Biographiearbeit (*Specht-Tomann* 2018) ebenso wie andere
Themen (Musik, Tanz, Tierhaltung).

---

53 *Bode & Vogd* 2016. Zur komplexen kulturellen Logik im Krankenhaus: *Bose* 2017.
54 *Röse* 2017 sowie *Ganß & Narr* 2018. Ambivalenter als investive Sozialpolitik z. B. in der
     Arbeitsmarkt- und Grundsicherungspolitik (*Grimmer* 2018) als „Fordern und Fördern".
     Die Differenz zum authentischen Verständnis von *Capability* (bei Sen und Nussbaum)
     ist zu betonen.
55 Ferner *Geimer, Amling & Bosancic* 2019.
56 Vgl. auch *Sowa & Staples* 2017.

In diesem Kapitel stehen analytische Ortsbestimmungen des sozialen Wandels der Branche im Zentrum, werden aber nicht als traditionelle Marktanalyse im Schnittbereich von Betriebswirtschaftslehre und Volkswirtschaftslehre entfaltet. Vielmehr wird die Problematik im Rahmen einer umfassenden (und vor allem grammatisch auf die Logik der Regeln des Funktionierens des Wirtschaftens tiefgreifend eingehenden) semiotischen Hermeneutik[57] eines solchen „Kulturwandels" begriffen. Es ändert sich nicht nur das Versorgungsgeschehen als Ökonomik der Sorgearbeit auf einer oberflächlichen Ebene. Worum geht es?

> **„Wohin bewegt sich der Pflegemarkt: Trendanalyse 2018. Neugründungen von Pflegediensten, Pflegeheimen und Tagespflegen 2017 bis 2018**
>
> Die Pflegebranche ist eines der interessantesten und am schnellsten wachsenden Wirtschaftsfelder der Republik. Die Marktdynamik drückt sich nicht zuletzt durch aktive Gründung von neuen Standorten in allen Segmenten der ambulanten und stationären Pflege aus. Die neuen Gründungsdaten machen Trends deutlich sichtbar, insbesondere Ambulantisierung, Quartierskonzepte und außerklinische Intensivpflege.
>
> **Trends ambulant – Tagespflege-Boom und ambulante Pflege im Quartier**
>
> Im ambulanten Segment des Pflegemarktes eröffneten im Jahr 2017 insgesamt 691 neue ambulante Pflegedienste sowie 459 Tagespflegen mit insgesamt rund 2.700

---

57 Dazu Angang 3 in *Schulz-Nieswandt* 2017f, S. 187f.

© Springer Fachmedien Wiesbaden GmbH, ein Teil von Springer Nature 2020
F. Schulz-Nieswandt, *Der Sektor der stationären Langzeitpflege im sozialen Wandel*,
Vallendarer Schriften der Pflegewissenschaft 5, https://doi.org/10.1007/978-3-658-28757-3_3

Plätzen. Die Tagespflege nimmt als Erweiterung des Angebots eine zunehmend wichtige Rolle, insbesondere im ambulanten Sektor ein.

Tagespflegen

Die mittlere Kapazität der neu entstandenen Tagespflegeeinrichtungen beträgt 15 Plätze, wobei die Tagespflege in unterschiedliche Versorgungsmodelle eingebettet sein kann. Mit über 50 Prozent der Tagespflegen wird der überwiegende Anteil unter dem Dach eines ambulanten Pflegedienstes betrieben. Rund 41 Prozent der teilstationären Einrichtungen sind in stationäre Strukturen integriert und einem Pflegeheim angegliedert.

Auffallend ist, dass fast zwei Drittel der Tagespflegen in sogenannten Quartierskonzepten in Verbindung mit betreutem Wohnen betrieben werden. Lediglich rund 7 Prozent sind private alleinstehende Tagespflegeeinrichtungen und sind keinem Betreiber unmittelbar zuzuordnen.

Pflegedienste

Bei der Analyse der Versorgungsmodelle ambulanter Pflegedienste ist eine Häufung von Verflechtungen mit Quartiers- oder Wohngruppenkonzepten erkennbar. Während das Angebot etwa der Hälfte der Pflegedienste aus klassischen Versorgungsformen schließen lässt, liegt der Anteil der Pflegedienste mit einer Kombination aus betreutem Wohnen sowie einer Tagespflege bei über 30 Prozent. Anders als im stationären Segment sind im Bereich der ambulanten Pflegedienste bislang große Übernahmewellen ausgeblieben. Die Unternehmen wachsen, von vereinzelten Übernahmen kleinerer Pflegedienste abgesehen, vorwiegend organisch in regionalen Clustern und ergänzen ihr Angebot durch die Eröffnung zusätzlicher Standorte. Eine Ausnahme hiervon ist im Teilsegment der außerklinischen Intensivpflege zu erkennen. Dieses Teilsegment weckt weiterhin das Interesse internationaler Investoren.

Trends stationär – Jede zweite Einrichtung mit ambulantem Zusatzangebot

Im Segment der stationären Pflege lassen sich drei Versorgungsmodelle klar gegeneinander abgrenzen. Neben klassischen Pflegeheimen, die insbesondere durch eine Kapazität ab 80 Plätze gekennzeichnet sind, entstehen aktuell eine Vielzahl sogenannter Residenzkonzepte, deren geringere Kapazität durch teilstationäre Versorgung oder betreutes Wohnen ergänzt wird.

Über 70 Prozent der neu entstandenen Residenzkonzepte bieten gleichzeitig betreutes Wohnen an. Von den 132 neuen Pflegeheimen 2017 zählen 58 Häuser zu den klassischen Einrichtungen und verfügen durchschnittlich über eine Platzzahl von 107 Betten. Die 54 Einrichtungen in der Versorgungsform der Residenzkonzepte wurden mit einer mittleren Bettengröße von 56 realisiert. Interessant ist insbesondere die Entwicklung gemeinnütziger Träger. Die neu eröffneten Pflegeheime der großen Wohlfahrtsverbände sind mit durchschnittlich 54 Plätzen deutlich kleiner als die Häuser privater Betreiber und fallen in die Kategorie der Residenzen mit ergänzenden Tagespflegeangeboten und betreutem Wohnen.

Darüber hinaus entstanden 20 Spezialeinrichtungen mit rund 19 Pflegeplätzen im Mittel. Hierzu zählen neben 7 Intensivpflegezentren und 4 Kinderpflegeheimen auch 9 kleine Einheiten mit Fokus auf die Versorgung von Demenzpatienten. Gesamt betrachtet wurden damit im Jahr 2017 circa 8.500 neue stationäre Pflegeplätze geschaffen.

Ausblick zur Weiterentwicklung in 2018

Der Trend der Ambulantisierung setzt sich auch 2018 fort. Die Anzahl der Neugründungen im Januar übersteigt sowohl bei den Pflegediensten, als auch den Tagespflegen den Vorjahresmonat. Es sind 68 Tagespflegen mit einer Kapazität von insgesamt 870 Plätzen neu entstanden. Zum Vergleich: Im Januar 2017 hatten „nur" 53 neue Tagespflegen den Betrieb aufgenommen. Eine ähnliche Entwicklung zeigt auch die Zahl der neuen Pflegedienste. Im Januar 2018 sind 84 neue Pflegedienste an den Start gegangen, 25 mehr als ein Jahr zuvor.

Von den 14 im Januar eröffneten Pflegeheimen gehören acht in die Kategorie der Residenzkonzepte und betreiben zusätzlich eine Einheit für betreutes Wohnen. Dies entspricht einem Anteil von fast 60 Prozent.

Insgesamt ergibt sich ein klares Trendbild, welches die Grenzen zwischen ambulanten und stationären Angeboten zunehmend verschwimmen lässt: Klassische Pflegeheimbetreiber ergänzen ihre Angebote ambulant und umgekehrt integrieren große ambulante Pflegedienste teilweise stationäre Einrichtungen in ihr Portfolio."[58]

Das sind – deskriptiv – die Trendthemen der vorliegenden Expertise.

Einen guten Überblick gibt der BFS-Report „Erfolgsfaktor Kapital in der Sozialwirtschaft" (*Bank für Sozialwirtschaft* 2018). Zusammenfassend:

„Der Konsolidierungs- und Konzentrationsprozess in der deutschen Sozialwirtschaft wird in den nächsten Jahren weiter an Geschwindigkeit gewinnen. Treiber dieser Entwicklung sind vor allem privat-gewerbliche Betreiber von Pflege- und Rehabilitationseinrichtungen, die ihre Marktanteile deutlich ausweiten wollen.

---

58 Artikel von Sebastian Meißner. Zugriff am 4. Januar 2019 auf https://www.bock.net/news-detail/neugruendungen-pflegedienste-pflegeheime-2017–2018-1/.

Unterstützt werden sie dabei immer häufiger von Finanzinvestoren und strategischen Investoren, die über erhebliche Finanzmittel verfügen und in den Bereichen Pflege, Krankenhaus und Rehabilitation ein attraktives Betätigungsfeld sehen.

Zu diesem Ergebnis kommt die Bank für Sozialwirtschaft (BFS) in ihrem neuen Report ‚Erfolgsfaktor Kapital in der Sozialwirtschaft'. Im Fokus der Untersuchung stehen die unterschiedlichen Wachstums- und Finanzierungsstrategien der großen gemeinnützigen und privaten Unternehmen sowie die daraus resultierenden Chancen und Risiken. Dabei identifiziert die BFS erhebliche Unterschiede in den Expansionsstrategien der Trägergruppen. Freigemeinnützige Unternehmen setzen auf Wachstum aus eigener Kraft, da es ihnen für eine externe Expansionsstrategie an Erfahrungen und Finanzmitteln fehlt. Gebremst werden sie außerdem vom verbandlichen Regionalprinzip sowie dem gemeinnützigen Selbstverständnis. Dagegen expandieren privat-gewerbliche Unternehmen vor allem durch Zukäufe im Rahmen einer Buy-and-Build-Strategie in Verbindung mit einem organischen Wachstum.

Nach Einschätzung der BFS haben sozialwirtschaftliche Unternehmen in den nächsten Jahren einen erhöhten Bedarf an Kredit- und Kapitalmarktmitteln. Dafür sorgen vor allem die weitere Erhöhung des Leistungsvolumens, Sanierungs- und Modernisierungszwänge sowie die Weiterentwicklung von Geschäftsmodellen. Daneben gewinnen Investitionsanlässe wie die Umsetzung von Expansionsstrategien, Innovationen, die Digitalisierung sowie Personalmaßnahmen an Bedeutung. Allein in den drei Bereichen Krankenhaus, stationäre Pflege und stationäre medizinische Rehabilitation rechnet die BFS für den Zeitraum von 2017 bis 2021 mit einem Finanzierungsbedarf von rund 9 Milliarden Euro pro Jahr. Vor diesem Hintergrund wird der Kapitalzugang zu einem kritischen Erfolgsfaktor für Unternehmen der Sozialwirtschaft.

Finanzierungsstrategien, deren ausschließlicher Fokus auf dem Kreditmarkt liegt, können rasch an ihre Grenzen stoßen, heißt es in dem Report. „Bereits heute bestehen insbesondere für gemeinnützige Unternehmen Finanzierungsengpässe bei der Akquisitions- und Innovationsfinanzierung sowie bei großvolumigen Investitionsprojekten", betont Prof. Dr. Harald Schmitz, Vorsitzender des Vorstandes der Bank für Sozialwirtschaft. „Finanzinstitute müssen zukünftig verstärkt als Intermediär zwischen den Unternehmen und der Sozialwirtschaft nahestehenden Investoren bzw. dem Kapitalmarkt fungieren. Dies kann beispielsweise durch innovative Finanzprodukte wie Mezzanine Fonds oder Kreditfonds erfolgen."[59]

---

59 Entnommen von https://www.sozialbank.de/ueber-uns/presse/presseinformationen/
    detail/news/detail/News/neuer-report-der-bank-fuer-sozialwirtschaft-kapitalzu-

3.1 Sozialökonomie der Prekaritätssignaturen im Markt der stationären Altenpflege

Die unübliche Begrifflichkeit der „Prekarisierungssignatur" wähle ich bewusst aus einer Verfremdungshaltung heraus, um eine gezielte Aufmerksamkeit zu bewirken. Prekarität ist an sich ja ein Begriff aus der neueren Sozialstruktur- und Ungleichheitsforschung der Soziologie. Er bezeichnet – dem schon älteren Begriff der *working poor* nicht unähnlich – eine vulnerable Lebenslage (hier: Marktlage[60]) knapp oberhalb der Schwelle zum sozialen Abstieg in die Armut und in die soziale Ausgrenzung. Prekarität im vorliegenden Kontext der Marktanalyse meint, im Sinne einer terminologischen Ideentransferleistung, die Identifikation von (konkursanfälligen) Grenzanbietern im Wettbewerb: Sie sind noch im Spiel, aber strukturell gefährdet, aus dem System alsbald auszuscheiden.

Die prekären Segmente im Markt stationärer Langzeitpflege sind eine Signatur: Sie drücken dem Sektor einen versorgungspolitisch problematischen Stempel auf. Diese Signatur ist im empirischen Sinne signifikant: Studien zum Langzeitpflegemarkt können die Hypothese validieren.

3.1.1 Prekaritäten

Auf der Grundlage einer unveröffentlichen Expertise über die Renditeentwicklung in Unternehmen der stationären Einrichtungen der Langzeitpflege für das Ministerium für Soziales, Arbeit, Gesundheit und Demografie des Landes Rheinland-Pfalz habe ich im „Handbuch der Sozialwirtschaft" (*Schulz-Nieswandt* 2018l) im Rahmen eines Artikels über die „Märkte der Sozialwirtschaft" diese Ergebnisse eingebaut (vgl. auch in *Schulz-Nieswandt* 2016b). Ich greife die dort vorgelegten Befunde nachfolgend auf.

Die Sparkassen-Finanzgruppe Branchendienst legt regelmäßig einen Branchenreport zum Bereich der „Heime" vor. Im Jahre 2012 liegt ein Bericht vor, der Renditeberechnungen für 2010 beinhaltet (*Sparkassen-Finanzgruppe* 2012). Die Zusammenhänge werden auch vom 2013er Bericht (für das Jahr 2011) bestätigt. Die Renditesituation ist vor dem Hintergrund wachsender Überkapazitäten (Auslastung 2001: 89,8 %, 2007: 87,6 %, 2009: 86,6 %) zu sehen. 2011 sei jede 7. Einrichtung von

---

gang-wird-zum-wachstumsfaktor.html. Zugriff am 4. Januar 2019.

60   Ein Begriff aus der Wirtschaftssoziologie von Max Weber, der später bei Pierre Bourdieu in dessen relationaler Soziologie der Klassenlage und der Klassenverhältnisse wiederkehrt.

der Insolvenz bedroht. Die Mindestauslastung wird auf 91 % geschätzt. Die Analyse der Bank für Sozialwirtschaft (siehe weiter unten) sieht hier eine Determinante der Renditeentwicklung vorliegen. Probleme seien: Wettbewerbsdruck, steigende Lohnkosten, defizitäre Managementkompetenzen, Überalterung der Immobilien, aber auch Substitutionseffekte durch Ambulantisierung (als Wachstumsmarkt: *Schlürmann & Kämmler* 2015; *Reck* [2015] zu den Schweizer Spitex) im Kontext neuer (sozialraumorientierter) Wohnformen im Alter (darauf ist nochmals zurückzukommen).

In dem „Branchenreport 2017 Heime" (*Sparkassen-Finanzgruppe Branchendienst 2017*) wird festgehalten:

„Der Markt wächst trotz Kosten- und Wettbewerbsdruck. Bisher konnten die Heime dem starken Kosten- und Wettbewerbsdruck gut standhalten. Das zeigt sich an der relativ stabilen finanziellen Situation und dem sehr geringen Ausfallrisiko.

Trotz Stärkung der ambulanten Versorgung durch die Pflegestärkungsgesetze werden die Heime weiterhin eine stabile Säule in der Versorgung pflegebedürftiger und alter Menschen sein.

Zum stetigen Wachstum des Marktes trägt die steigende Anzahl dieser Personengruppe bei.

Seit Kurzem ist ein starker Konzentrationsprozess festzustellen, der hauptsächlich durch institutionelle Anleger und europaweit agierende Konzerne forciert wird. Sie sorgen auch für eine Ambulantisierung der stationären Pflege, weil sie zusätzlich alle teilstationären und ambulanten Versorgungsmodelle in ihrer Angebotspalette haben."[61]

Ambulantisierung: Zur Entwicklung der ambulanten Diensten wird im Sparkassen-Finanzgruppe Branchendienst paraphrasiert:

„Die Pflegereformgesetze wurden mit Inkrafttreten des PSG III zum 1.1.2017 zum Abschluss gebracht.

Doch die Umsetzung beginnt gerade erst, weil der wesentliche Bestandteil des PSG II, der Pflegebedürftigkeitsbegriff und die damit verbundene Neueinstufung in einen der 5 Pflegegrade, erst 2017 begonnen hat. Dadurch steigt die Zahl derer, die Leistungsansprüche aus der Pflegeversicherung geltend machen können, um schätzungsweise 500.000 Personen. Dies sind hauptsächlich Personen mit eingeschränkter Alltagskompetenz (PEA) oder Demenzkranke, die nach den alten

---

61 https://www.dsgv.de/content/dam/sparkasse/downloads/firmenkunden/heime.pdf, Zugriff am 4. Januar 2019.

Pflegestufen als nicht pflegebedürftig galten. Die Nachfrage steigt hauptsächlich bei den Betreuungsleistungen. Die Mehrausgaben für die Pflegereform liegen bei etwa 5 Mrd. €, von denen rund 3,6 Mrd. € auf das Pflegegeld und Pflegesachleistungen entfallen. Finanziert wird es durch eine Beitragserhöhung zur Pflegeversicherung. Die Zunahme der Pflegebedürftigen und die Leistungsverbesserungen sorgen für eine steigende Nachfrage bei den Betreuungsleistungen und der professionellen Pflege. Die Gefahr, dass die hohe Nachfrage nicht befriedigt werden kann, nimmt mit dem Fachkräftemangel zu. Erfreulicherweise steigen die Zahlen der Auszubildenden in der Altenpflege an. Diese reichen aber nicht aus, um den Bedarf an Pflegefachkräften zu decken. Die Diskussion und der Widerstand aus der Altenpflege gegen das Pflegeberufsgesetz und die generalistische Pflegeausbildung tragen zur Verunsicherung des Pflegenachwuchses bei. Somit bleibt der Fachkräftemangel die größte Herausforderung im gesamten Pflegemarkt. Die Verbesserungen durch die Pflegestärkungsgesetze beflügeln insbesondere den ambulanten Pflegemarkt, weil hauptsächlich die niedrigschwelligen Leistungen verbessert werden. Das bringt große Chancen für die ambulanten Pflegedienste, aber auch Risiken. So steigt die Konkurrenz durch Anbieter, die sich auf Betreuungsleistungen spezialisieren. Vor allem aber infiltrieren stationäre Leistungserbringer den ambulanten Pflegemarkt. Insgesamt überwiegen aber die Chancen die Risiken. Die ambulanten sozialen Dienste haben ein sehr geringes Ausfallrisiko. Obwohl die Ertragslage der ambulanten sozialen Dienste angespannt ist, weil kaum Kostensenkungspotenziale vorhanden sind, ist das Ausfallrisiko immer noch sehr gering und liegt unter dem der Gesamtwirtschaft.

Insgesamt geht der Konzentrationsprozess im ambulanten Pflegemarkt weiter. Die Pflegedienste werden größer, indem sie die Zahl der Standorte und Mitarbeiter erweitern oder kleinere Anbieter übernehmen.

Zunehmend drängen auch international tätige Kapitalgesellschaften, die bisher im stationären Pflegemarkt bekannt waren, in den ambulanten Sektor. Das Marktwachstum findet, angetrieben durch die Umsetzung des PSG II, vor allem im ambulanten Pflegemarkt statt."[62]

Marktbeherrschend im stationären Pflegesektor sind die freigemeinnützigen Anbieter. Der Deutsche Caritasverband ist Marktführer. Hier liegen keine Konzernstrukturen vor, sondern stattdessen viele kleine, wirtschaftlich selbstständige Einrichtungen. Wirtschaftlichkeitsreserven schöpfen vor allem private Mischkonzerne, die im Gesundheits- und Pflegewesen tätig sind. Die Prozesse sind datenmäßig sehr

---

62 https://www.dsgv.de/content/dam/sparkasse/downloads/firmenkunden/ambulante-soziale-dienste.pdf

intransparent. Hier werden jedenfalls Verbundvorteile im Konzern genutzt und zu regionalen Clustern entwickelt. Der Marktanteil dieser Betreiber ist insgesamt aber noch relativ gering.

Insgesamt gilt die Ertragslage in dieser Branche als angespannt. Die Umsatzrentabilität liegt insgesamt im Median bei 2,3 %. Je kleiner die Einrichtung, desto besser die Rentabilität. Heime der Umsatzklasse 0,5 bis 2,5 Mio. Euro wiesen 2010 einen Wert von 4,8 % auf; er sinkt dann mit zunehmender Größe des Umsatzes auf 0,6 % (bei Umsatzgröße von 12,5 Mio. Euro). Kleine Heime weisen eine kleinere Personalaufwandsquote auf. Über alle Größenklassen hinweg gibt es eine gewisse Streuung. Auch der insgesamt positive *Return of Investment* (ROI) streut, was auf Kapitaleffizienzprobleme einiger Heime verweist.

Allgemein gilt die Branche als liquide, funktionierend und hinsichtlich der Risiken als relativ gut kalkulierbar.

Herangezogen werden kann nun zur weiteren Analyse auch der „BFS-Marktreport Pflege 2012" der Bank für Sozialwirtschaft (*Bank für Sozialwirtschaft* 2012). (Eine gute Aktualisierung bietet der BFS-Report „Erfolgsfaktor Kapital in der Sozialwirtschaft" [*Bank für Sozialwirtschaft* 2018] für den gesamten Sozialsektor, aber mit expliziten Abschnitten zur Altenpflege.)

Die Entwicklungstrends werden ziemlich analog zur Analyse der Sparkassen-Finanzgruppe dargelegt. Hervorgehoben wird der sinkende Auslastungsgrad. Das Auslastungsrisiko steigt mit der beobachtbaren Wettbewerbsintensität. Im Hintergrund differenzieren sich komplexe Bedarfslagen der Menschen und ebenso die Versorgungs- und Wohnformen und die Angebotsportfolios und die Geschäftsmodelle insgesamt. Neben steigenden Personalkosten thematisiert die Analyse der Bank für Sozialwirtschaft auch steigende Energiekosten. Hier könnte ein Stressfaktor auch in dem bereits weiter oben angedeuteten baulichen Modernisierungsbedarf vieler Immobilien bestehen.

Die Rentabilitätsanalyse der Bank für Sozialwirtschaft beruht auf der Auswertung von Bilanzdaten aus dem Kundenkreis der Bank für Sozialwirtschaft für die Jahre 2003 bis 2010 (354 Anbieter, die vorwiegend vollstationäre Leistungen anbieten). 112 Anbieter wurden aus Gründen der Vollständigkeit der Daten berücksichtigt. Alle Bundesländer sind berücksichtigt, Bayern und Baden-Württemberg sind hierbei etwas unterrepräsentiert. Ergänzt werden die Daten durch Ergebnisse des BFS-Frühindikatorensystems (369 Datensätze von 144 vollstationären Einrichtungen 2006 bis 2010 aus dem BFS-Kundenkreis).

Als Hauptergebnis ist festzuhalten:

„Im Detail hat sich der Median der Umsatzrendite von 1,35 % im Jahr 2003 auf
2,0 % im Jahr 2010 erhöht, die Eigenkapitalrendite ist von 3,44 % auf 4,76 % und
die Gesamtkapitalrendite von 2,71 % auf 3,32 % gestiegen. Die ‚Spitzengruppe‘
(3. Quartil) der Anbieter konnte sogar noch deutlich höhere Werte erreichen.
Sie wiesen im Jahr 2010 eine Umsatzrendite von 4,78 % und mehr, eine Eigenkapitalrendite von 10,91 % und mehr sowie eine Gesamtkapitalrendite von 5,57 %
und mehr auf." (*Bank für Sozialwirtschaft* 2012, S. 95)

Dennoch wird konstatiert, dass bei ca. 25 % der Anbieter die wirtschaftliche Situation als kritisch eingeschätzt wird. Dabei ist die Auslastung ein wichtiger Faktor,
aber nicht hinreichend für die Erklärung der Zusammenhänge. Kritisch wird die
Fähigkeit vieler Marktanbieter eingeschätzt, die notwendigen baulichen Moder-
nisierungsinvestitionen zu finanzieren.

Es gibt noch weitere Quellen, auf die man marktanalytisch zurückgreifen kann.
So auf die Studien von CURACON[63]. Dabei liegen einerseits Spezialstudien wie
„Die Altenhilfe im Wandel – CURAÇON-Studie 2016" vor oder auch der „Alten-
hilfebarometer (2018)".[64]

Im Rezeptionsdiskurs – es wird mit dem Bild „Gute Stimmung – dunkle Aussichten" gearbeitet – wird festgehalten, dass nur wenige Anbieter „rote Zahlen"
schreiben. Die Lage sei differenziert:

- „90 Prozent der Altenhilfeeinrichtungen weisen für 2017 ein positives und
  ausgeglichenes Jahresergebnis aus.
- 69 Prozent glauben nicht, dass die Jahresergebnisse ihrer Altenhilfeeinrichtung
  in den nächsten drei bis fünf Jahren sinken werden.

---

63 CURACON (https://www.curacon.de/: Dort lautet es: „Auf Basis unserer umfassenden Branchenexpertise prüfen und beraten wir heute bereits über 700 stationäre und
ambulante Pflegeeinrichtungen bundesweit. Wir sind darauf spezialisiert, mit Ihnen
gemeinsam zukunftsfähige Lösungen zu entwickeln und begleiten Sie in einem interdisziplinären Team bei der erfolgreichen Umsetzung.") „ist eine bundesweit tätige
Wirtschaftsprüfungsgesellschaft, die auf den Sozialsektor sowie öffentliche Wirtschaft
und Verwaltung spezialisiert ist."

64 Vgl. www.curacon.de/impulse/studien/studie/155-altenhilfebarometer. Zur Stichprobe:
„Die Ergebnisse und Auswertungen des Altenhilfebarometers sind das Resultat einer
Online-Umfrage im März 2018, an der sich 200 Geschäftsführer, Einrichtungsleiter
sowie leitende Verwaltungsmitarbeiter von circa 1000 Einrichtungen im Bereich der
Altenhilfe verschiedener Trägerzugehörigkeit, Größe und Rechtsform beteiligt haben.
Bezüglich der Herkunft der Einrichtungen gab es besonders viele Teilnahmen aus
Nordrhein-Westfalen und Baden-Württemberg."

- 58 Prozent der Einrichtungen gehen von steigenden Einnahmen aus.
- 82 Prozent glauben, dass die Ausgaben ihrer Einrichtung in den nächsten zwölf Monaten steigen werden.

In Bezug auf aktuelle Entwicklungen und Maßnahmen:

- 59 Prozent der Einrichtungen halten eine Expansionsstrategie für sinnvoll.
- 66 Prozent der Einrichtungen planen individuelle Pflegesatzverhandlungen.
- 77 Prozent möchten dabei einen Risikozuschlag durchsetzen.
- 69 Prozent halten einen Risikozuschlag von vier Prozent oder mehr für angemessen.
- Diese Höhe halten weniger als acht Prozent für durchsetzbar.
- Im Katalog der wichtigsten Maßnahmen steht die „Steigerung der Arbeitgeberattraktivität" ganz oben.
- 57 Prozent planen hierfür konkrete Umsetzungen im Jahr 2018.

(…)

- 74 Prozent stimmen der Aussage zu, dass die Unterfinanzierung der Kurzzeitpflege den adäquaten Aufbau von Versorgungsketten verhindert.
- 72 Prozent der Einrichtungen hatten 2017 Probleme, offene Stellen im Pflegebereich zu besetzen.
- 47 Prozent gehen davon aus, dass eine qualitativ gleichwertige Versorgung sich auch mit einer Fachkräftequote von unter 50 Prozent erreichen lässt."[65]

Ferner ist auf die Marktanalyse des RWI zu verweisen. Hier liegt u. a. der „Pflegeheim Rating Report (2017)" vor (*Heger u. a.* 2017). Amtliche Daten des Statistischen Bundesamtes aller ca. 13.600 Pflegeheime und 13.300 ambulanter Dienste werden untersucht, zudem mehr als 400 Jahresabschlüsse von Pflegeheimen. In einer Pressemitteilung[66] vom 23. November 2017 lautet es:

„Die meisten deutschen Pflegeheime sind in einer guten wirtschaftlichen Lage. Im Jahr 2015 befanden sich lediglich 2 Prozent im „roten Bereich" mit erhöhter Insolvenzgefahr, 82 Prozent im „grünen Bereich" mit geringer Insolvenzgefahr und 16 Prozent im „gelben Bereich" dazwischen. Ihre durchschnittliche Ausfallwahrscheinlichkeit (Zahlungsunfähigkeit) lag mit 0,54 Prozent deutlich niedriger als die von Krankenhäusern. Ihre Ertragslage hat sich ebenfalls verbessert.

---

65 https://www.hcm-magazin.de/gute-stimmung-dunkle-aussichten/150/10737/373378; Zugriff am 3. Januar 2019.

66 http://www.rwi-essen.de/presse/mitteilung/300/; Zugriff am 3. Januar 2019.

Schrieben 2013 noch 20 Prozent der Pflegeheime einen Jahresverlust, so waren es im Jahr 2015 nur noch 10 Prozent. Dies sind einige der Ergebnisse des aktuellen „Pflegeheim Rating Report 2017", in dem das RWI – Leibniz-Institut für Wirtschaftsforschung, die Institute for Health Care Business GmbH (hcb) und die Deloitte GmbH mit Unterstützung der Terranus Consulting GmbH die derzeitige und zukünftige Situation des deutschen Pflegemarkts untersucht haben. Für die aktuelle Ausgabe des alle zwei Jahre erscheinenden Reports wurden 432 Jahresabschlüsse ausgewertet, die insgesamt 2 050 Pflegeheime umfassen. Zudem berücksichtigt der Report amtliche Daten des Statistischen Bundesamts von allen rund 13 600 Pflegeheimen und 13 300 ambulanten Diensten.

Wie die Analyse zeigt, war die wirtschaftliche Situation der Heime in Mecklenburg-Vorpommern/Brandenburg/Berlin, Sachsen-Anhalt/Thüringen, Sachsen und Baden-Württemberg am besten und in Niedersachsen/Bremen, Bayern, Schleswig-Holstein/Hamburg und Hessen am schlechtesten. Ketten schnitten etwas besser ab als Einzelheime."

Die Studien, die alle ihre jeweiligen Grenzen in den Stichproben- und Methodenproblemen finden, malen ein unterschiedliches Bild mit Blick auf das Segment der Grenzanbieter.

Im Diskurs lassen sich unterschiedliche Deutungsmuster entdecken.

Das *Trivialdeutungsmuster* lautet: Die Gesellschaft altert, es wird mehr Pflegebedürftigkeit geben, der Heimsektor ist ein Wachstumsmarkt.

Ein *pragmatisch-skeptisches Deutungsmuster* lautet: Ja, es gibt, auf der Basis einer diagnostizierten Angebotslücke (*GWS* 2016), Bedarfs/Nachfrage-Wachstums/Angebots-Potenzial, aber die regulative Umwelt und die Refinanzierungsregime sind unsicher, wie die Anpassungsarbeit infolge der PSG-Dynamik zeigt (vgl. auch *Friedrich u. a.* 2018).

Beide Deutungsmuster müssen sich zu einem dritten *Deutungsmuster der Gestalttransformation* im Lichte der sog. *stambulanten* Dynamiken positionieren, das da lautet: Die Zukunft der Ambulantisierung (*Schlürmann & Kämmler* 2015) ist bereits im vollen Gange. Die Übergangsformen in diese Zukunft sind die neuen hybriden Formen des „weder ambulant noch stationär", also „stambulant".

Die Studie von Ernst & Young (*Lennartz & Kersel* 2011) sah infolge von (auch durch Konkursgefährdungen bedingten) Marktbereinigungen eher die Konzentration der Marktanteile in Großunternehmen mit dem Geschäftsmodell der Pflegeketten[67] als Trend beobachtbar.[68]

Diesen Trend sieht wohl auch Georg Heinze, Geschäftsführer Aachener Grundvermögen, (*Heinze* 2018) so (vgl. auch *Jungen & Meyer* 2018). Ich verweise auf dieses Interview, weil in der Fachzeitschrift „sgp Report" (vgl. www.sgp-report. de) solche Trendanalysen und die sich anschließenden politischen Diskurse über die Ausgaben hinweg instruktiv studieren lassen.

Längst haben sich, wie die angeführten Quellen zeigen, ein professionelles System der Branchenbeobachtung etabliert. Dazu gehört auch die pm pflegemarkt. com GmbH (vgl. https://www.pflegemarkt.com/) bzw. im Vincentz-Verlag[69] PflegecareInvest.[70] Diese Monitoringsysteme verweisen indirekt auf die Wende der Pflegesysteme hin zum (sich internationalisierenden[71]) Kapitalanlegermarkt.[72]

3.1.2 Der Markt im Wandel: Spuren zur kapitalistischen Metamorphose

Trotz der prekären Segmente gilt der Pflegemarkt als lukrativer Wachstumsmarkt. Die Lukrativität (psychoanalytisch gesehen: in Assoziation zur Attraktivität des Körpers) – ein Begriff der Ästhetisierung der Kommerzialität – bezieht sich auf die Chance dauerhaft guter Renditen im „Sozialimmobilien"-Markt (*Döding u. a.* 2016; *Bangert* 2010).

Das Problem dieser Marktöffnung unter der Bedingung des obligatorischen Kontrahierungszwangs der Pflegeversicherung als Folge der ordnungspolitischen Grundsatzentscheidung bei Einführung des SGB XI ist die – unternehmensmorphologisch [*Schulz-Nieswandt* 2007; auch in *Schulz-Nieswandt & Greiling* 2018] zu verstehende – Erosion der bedarfsdeckungswirtschaftlichen Sachzieldomi-

---

67   http://www.hauskrankenpflege-regenbogen.de/Pflegekette-Pflegedienstes.html.

68   Vgl. ferner https://www.pflegemarkt.com/2017/12/19/die-30-groesste-pflegeheimbetreiber-2018/. Zugriff am 6. Januar 2019.

69   https://www.vincentz.de/.

70   https://www.careinvest-digital.net/ bzw. http://www.careinvest-online.net/.

71   https://www.pflegemarkt.com/2016/09/29/internationale-investoren-pflegemarkt-deutschland/.

72   Vgl. auch z. B. die Beiträge https://www.rbb-online.de/kontraste/archiv/kontraste-vom-14-06-2018/rendite-statt-pflegepersonal.html sowie https://www.zdf.de/nachrichten/heute/private-investoren-bei-deutschen-pflegeheimen-100.html und https://www.deutschlandfunk.de/reiz-fuer-investoren-renditeobjekt-pflegeheim.769.de.html?dram:article_id=393481.

nanz (Schulz-Nieswandt 2015e) gemeinwirtschaftlicher Effektivität zugunsten der Formalzieldominanz des *for-profit*-Wirtschaftens in diesem Feld der sozialen Daseinsvorsorge.[73]

Das bundesdeutsche ordnungsrechtliche Regime des Qualitätsmanagements reguliert (aus der Unternehmensethik der Buchanan-Homann-Pies-Schule [vgl. in *Aßländer* 2011] heraus) im Sinne einer extrinsischen Anreizlogik der Strukturation als ökonomisches Verhaltensframing des Feldes, ohne die Kultur (Identität) der Unternehmensführung zu verändern. Sachziele sind und bleiben dann Nebenziele der *for-profit*-Logik. Gemeinwirtschaftlichkeit (*Schulz-Nieswandt* 2015c: 2018l) meint umgekehrt dagegen (z. B. gemeinnützigkeitsrechtlich fundierte) Gewinnerzielung im Dienste der Sachzielmaximierung mittels zeitnaher satzungsgemäßer Reinvestition der Gewinne.

Auch innerhalb der Logik der *for-profit*-Ökonomik von Unternehmen gibt es Verhaltensspielräume durch widmungswirtschaftliche Selbstbindung. Corporate Social Responsibilty und/oder Corporate Citizenship sind Beispiele (*Schulz-Nieswandt* 2015g) dafür. In der Politik der Europäischen Union wird (terminologiestrategisch) in diesem Sinne von „Sozialunternehmen" – explizit aber nicht die Sozialwirtschaft der freien Wohlfahrtspflege meinend – gesprochen.

3.1.3   Einbindung der Wohnungswirtschaft in die Sozialraumorientierung?

Die Entwicklung hin zur wachsenden Bedeutung überregionaler und insbesondere internationaler Kapitalanlageströme transportiert nicht nur den Geist des Kapitalismus (*Heim* 2013) in das Feld hinein; es fragt sich auch kritisch, wie mit solchen lokal/regional nicht mehr kulturell eingebundenen Akteuren eine kohärente Sozialraumentwicklung bewirkt werden soll (*Schnur, Drilling & Niermann* 2014).

Dabei spielt die Wohnungswirtschaft eine zentrale Rolle (*Plazek & Schnitger* 2016, S. 9), denn es stellt sich die kritische Nachfrage, wie die Investitionspläne zum Wandel der normativ-rechtlich zwingend und verbindlich indizierten Versorgungslandschaft sich einfügend passen sollen. Es soll ja in diesem Feld „Geld verdient" – Gewinne wie Einkommen aus unselbstständiger sozialversicherungspflichtig abhängiger Beschäftigung – werden.

Der Sektor „Gesundheit und Soziales" ist ein bedeutender Arbeitsmarkt. Und die hier vertretene Gemeinwirtschaftslehre (*Valentinov* 2010) des in der Gerhard Weisser'schen Tradition stehenden Theo Thiemeyer (*Schulz-Nieswandt* 1992)

---

73   Dazu in *Schulz-Nieswandt* 2011; 2014a; 2015f; 2017a; *Schulz-Nieswandt & Greiling* 2018.

beruht nicht auf einer Ökonomik des Gewinnverzichts, sondern auf der Instru-
mentalfunktion der Gewinnerzielung für die Finanzierung bedarfswirtschaftlicher
Sachzieldominanz. Das drückt[74] eine substanzielle Rationalität moralökonomischer
(*Frevert* 2019; *Wegner* 2014) Art aus.

Es gibt gute Beispiele für die Integration der Wohnungswirtschaft in das Ver-
änderungsgeschehen (*Grzesiok* 2018; *Kallfaß* 2016). Ältere Studien (*König* 2004)
haben immer wieder auf eine signifikante Offenheit vor allem von (Teilen der)
Wohnungs(bau)genossenschaften als Partner der sozialen Stadtentwicklung hingewiesen (vgl. auch *BBSR im BBR* 2016).

Die Fragestellung ist bedeutsam, wenn – auch infolge der Möglichkeiten des
PSG III – Instrumente der kommunalen Sozialraumchoreographie (*Hochreiter*
2011) wie die der regionalen Pflegekonferenzen (über die [ähnlich wie im Fall der
regionalen Gesundheitskonferenzen] das empirische Wissen sehr begrenzt ist)
wirksam sein wollen. Im Hintergrund ist es nicht unwichtig zu wissen, dass die
regionale Pflegestruktur (u. a. der Anteil verschiedener ambulanter bzw. stationärer Pflegearrangements) nur zu ca. 20 % durch Alters- und Geschlechtsstruktur,
Familiensituation, Siedlungsdichte und sozioökonomische und arbeitsmarktöko-
nomische Faktoren erklärt werden kann (*BertelsmannStiftung* 2016). Wie sind
ca. 80 % der Regionalunterschiede zu erklären? Es liegt nahe, hier nach der Rolle
der kommunalen Steuerungskultur zu fragen (vgl. auch die auf Regionalporträts
beruhenden Erfahrungen in *DIP* 2014).

So wie Karl Marx einmal geschrieben hat, das Kapital kenne kein Vaterland, so
ist nun passend zu formulieren: Mit international vagabundierendem Kapital ist
keine regionale Heimat zu machen.

3.2 Morphologische Analyse der Transformationen: die Dynamik der Hybriditäten und die Problematik der Ambulantisierungsformel des § 3 SGB XI

Was ich hier zu argumentieren habe, habe ich versucht, in meiner monographi-
schen Abhandlung über hybride Heterotopien (im Wandel der „Behindertenhilfe")
darzulegen (*Schulz-Nieswandt* 2016d). Ich rekurriere hierbei auf Ideen von Michel
Foucault.

---

74 Im Sinne der entsprechenden (nicht-neoklassischen) Wirtschaftsanthropologie bzw.
Wirtschaftsethnologie: *Lang* 2010; *Rössler* 2005; *Dierksmeier, Hemel & Manemann* 2015;
Plattner 1989.

Heterotopien sind andere, ganz neue Orte als Art und Weise der Daseinsführung. Heterotopien sind in meiner Rezeptionsweise der Grundidee von Foucault definiert als Pfade hinüber zum *Ganz-Anderen* im transgressiv-dynamischen Prozess des Noch-Nicht, von dem ich weiter oben sprach. Sie sind demnach gekoppelt an mutative Transformationen zur konkreten Utopie. Es geht um soziale Metamorphosen, die als Entelechie der Würde des Menschen zu verstehen sind, ohne Automatismus und somit Determinismus, eher mit dem nicht unwahrscheinlichen Risiko des Scheiterns behaftet. So wie Ernst Bloch von der Hoffnung als Prinzip sprach, legen wir diese Daseinsproblematik eben auch (mythenwebend [*Kuehs* 2015] in der „Arbeit am Mythos") neuplatonisch als ewige Idee des Möglichen aus.

Hybridartig sind übergängige *Vorformen der Heterotopien*, da sie Grenzgänger im liminalen Raum (vgl. in *Bräunlein* 2012; *Schröer u. a.* 2013) sind: Sie sind (analog dazu: *Schäfer & Thole* 2018) noch im /Da-Zwischen/. Heime in der Öffnung entsprechen phänomenologisch dieser liminalen Dynamik. Sie sind auf dem Sprung, halb im INNEN der alten Ordnung, halb im AUSSEN der neuen Welt.

Eine Konzentration auf die „Modernisierung" der Organisationskultur des Heimes reicht nicht hin. Oftmals handelt es sich dann um ein adaptives Krisenmanagement. Andere Thematiken (*Sauerbrey* 2011; *Scharzer* 2018) erfordern Veränderungen in der Unternehmensphilosophie, die in transgressive Selbsttransformationen des Geschäftsmodells münden.

Hybride Gebilde interessieren uns in dieser Feldanalyse aber auch noch ganz anders. Es sind Gebilde der wohnenzentrierten Versorgung, die weder ambulant noch stationär sind[75]. Damit ist der § 3 SGB XI – und somit der ganze *Ambulanti-*

---

75 Im Forschungsbericht von *Rothgang & Wolf-Ostermann u. a.* (2018) zur Ambulantisierung im Auftrag des BMG werden Schlussfolgerungen gezogen: „Innovative ambulante Wohnformen lassen sich nur schwer dem ambulanten oder stationären Sektor zuordnen. Denkbar ist daher die Einführung eines dritten ‚stambulanten' Sektors. Zwar können damit Charakteristika innovativer ambulanter Wohnform besser erfasst werden. Allerdings sind dann Abgrenzungen in *zwei* Richtungen notwendig. Das kann vermieden werden, wenn die Sektorentrennung generell leistungs-, leistungserbringungs- und ordnungsrechtlich aufgehoben wird. Leistungsrechtlich wären – nach Pflegegraden differenzierte – ansonsten aber gleiche Leistungsbeträge für formelle Pflege vorzusehen. Zu klären wären dabei allerdings die Auswirkungen auf die vielfältigen Leistungstatbestände nach dem SGB XI. Leistungserbringungsrechtlich würde eine Vergütung von Pflegeleistungen unabhängig vom Ort der Leistungserbringung erfolgen. Hierzu könnte eine Modularisierung von Leistungen in Pflegeheimen in Leistungskomplexe erfolgen, wie sie teilweise heute schon erprobt wird. Pflegebedürftige könnten dann die Leistungskomplexe wählen, die von der Einrichtung erbracht werden, wobei Pflichtmodule für Regieleistungen vorgesehen werden könnten. Für die ambulante Pflege wäre ordnungsrechtlich ein stärkerer Einbezug in die Aufsicht bei gleichzeitiger Liberalisierung der Vorgaben für stationäre Einrichtungen anzustreben."

sierungs-Dispositiv-Diskurs – ins Zentrum der Erörterung gestellt (auch *Mielecki* 2017). Es geht sozialökonomisch im Rahmen der Marktbeobachtung einerseits um den neueren Boom der Tagespflege (*Büker & Niggemeier* 2014), andererseits um intermediäre Formen des Wohnens im Kontinuum zwischen privater Häuslichkeit und klassischem Heim.

Betreutes Wohnen

Dazu gehören Formen des betreuten Wohnens (*Schallenkammer* 2016), die durch eine neuere Analyse des KDA in Kooperation der BFS Service GmbHerstmals (*Kremer-Preiß, Mehnert & Klemm*, 2019) systematisch transparent gemacht werden, aber auch alternative Formen des gemeinschaftlichen Wohnens (*Schulz-Nieswandt u. a.* 2012; *Thomas, Scheller & Schröder* 2019; *Thiele* 2016).

Zur Absicht der Studie von KDA und BFS wird paraphrasiert[76]:

> „Im Rahmen einer gemeinsamen Studie wollen das Kuratorium Deutsche Altershilfe (KDA) und die BFS Service GmbH der Wohn- und Pflegebranche einen Überblick über die Struktur und die Herausforderungen im Betreuten Seniorenwohnen zur Verfügung stellen. Denn obwohl das Betreute Seniorenwohnen sich immer mehr zu einer bevorzugten Wohn- und Versorgungsform im Alter entwickelt, gibt es dazu bisher kaum aktuelle Daten und Untersuchungen.
>
> Wie sind die Versorgungsquoten? Wer nutzt das Angebot aktuell? Ziehen überwiegend Einzelpersonen oder Paare in das Betreute Seniorenwohnen? Welche Angebotsstruktur lässt sich am besten vermarkten? Welche Wohnungsgrößen sind am meisten gefragt? Welche Betreuungsformen werden angeboten? Wo liegen die Grenzen der Versorgung? Welchen Herausforderungen müssen sich die Marktakteure zukünftig stellen?"

Ambulant betreute Wohngruppen

Hier ist ferner auf die Studie von Klie u. a. (*Klie u. a.* 2017) zu ambulant betreuten Wohngruppen zu verweisen.

---

76 https://www.sozialbank.de/ueber-uns/presse/presseinformationen/detail/news/detail/
    News/neue-studie-kda-und-bfs-service-gmbh-befragen-ueber-4500-betreute-wohnan-
    lagen.html. Zugriff am 4. Januar 2019.

Die Situation der Dynamik innovativer Wohnformen im Alter insgesamt

Der KDA-Wohnatlas (*KDA* 2014) – zugänglich auch unter www.kda.de – konnte hinsichtlich innovativer Wohnformen die strukturelle Unterversorgung anzeigen. Insgesamt konnte (vgl. auch *Kremer-Preiß & Hackmann* 2018) in einer Studie von KDA und Prognos (*KDA & Prognos* 2018)[77] zu innovativen Wohnformen festgehalten werden[78]:

„Demenz-WGs, Wohnangebote für pflegebedürftige Migranten, Paar-Wohnen – das Angebot an neuen Wohnformen für pflegebedürftige Menschen wird immer bunter. 53 zukunftsweisende Wohnprojekte wurden kürzlich von der Prognos AG und dem Kuratorium Deutsche Altershilfe (KDA) im Auftrag des GKV-Spitzenverbands untersucht und wissenschaftlich ausgewertet. Das Bundesgesundheitsministerium hat diese Bestandsaufnahme mit zehn Millionen Euro unterstützt. Erstes Fazit: Die Projekte berücksichtigen das Alter und die Bedürfnisse von Pflegebedürftigen gezielter, sind nutzerorientiert und stärken die Selbstbestimmung. Optimierungsbedarf besteht bei der Finanzierung: Projektträger kritisieren beispielsweise die uneinheitliche Bewilligungspraxis der Pflegekassen und Sozialhilfeträger.

Ambulante Wohnformen sind bunt und vielfältig …

Wie vielfältig das Angebot ist, zeigt eine kleine Auswahl aus den 53 Wohnprojekten:

- So bietet die Albatros gGmbH aus Berlin einen Wohntypenmix von Paar-, Single- oder Familienwohnungen und Pflege-Wohngemeinschaften. Das ermöglicht den Menschen, je nach Bedürfnislage zu entscheiden, wie und in welcher Form sie ihr Zusammenleben gestalten möchten.
- Die Stuttgarter Wohnungs- und Städtebaugesellschaft mbH betreibt eine selbstorganisierte, ambulant betreute Pflegewohngemeinschaft für acht türkischsprachige Bewohner.
- In Köln bieten sich WGs für demenzkranke Menschen an, die als Auftraggeber-Gemeinschaften in einer GbR organisiert sind und durch einen fachlich qualifizierten Beistand begleitet werden. Die GbR mietet die Wohnung, schließt Verträge mit Dienstleistern und stellt auch eigenes Personal an. Die Bewohner werden vom Beistand durch Moderation, Beratung und Verwaltung unterstützt.

---

[77] https://kda.de/weiterentwicklung-neuer-wohnformen/more-2453.

[78] https://www.sozialbank.de/expertise/publikationen/bfs-trendinfo/12-18/.

- Das Projekt Pflege@Quartier der Berliner Gesobau AG wiederum ermöglicht Selbstständigkeit im häuslichen Wohnbereich durch technische Assistenzsysteme und persönliche Dienstleistungen.

… und haben einen hohen Personalbedarf

Im Rahmen des Modellprogramms wurde untersucht, wie die einzelnen Projekte die Nutzerinteressen berücksichtigen und wie es um ihre Wirtschaftlichkeit, Qualität und Nachhaltigkeit steht. Von den befragten Bewohnern/Nutzern der ambulanten Wohnangebote sind rund 75 Prozent weiblich, 53 Prozent 80 Jahre und älter, 29 Prozent haben einen Migrationshintergrund. Befragt wurden neben den Nutzern auch ihre Angehörigen sowie die Projektträger. Dabei stellte sich heraus, dass ambulante Wohnformen teuer sind: Im Vergleich mit stationärer Pflege und professioneller ambulanter Pflege weisen sie die höchsten Kosten auf – was vor allem am höheren Personalschlüssel liegt. So kommen bei ambulanten Wohnformen 1,19 Bewohner auf eine Vollzeitstelle, in der stationären Pflege sind es 1,49, in der ambulanten Pflege 2,9 Bewohner.

Projekte rechnen sich dennoch

Die durchschnittlichen Kosten pro Bewohner und Jahr beziffern die Träger mit rund 32.000 Euro für das Personal, 5.660 Euro für Räume/Gebäude und 4.500 Euro für Sonstiges. Die höheren Kosten werden zum größten Teil über Leistungen der Häuslichen Krankenpflege finanziert. Die Projektträger (68 % freigemeinnützig, 27 % privatgewerblich) kommen laut Studie überwiegend auf ein ausgeglichenes oder positives betriebswirtschaftliches Ergebnis. War das Ergebnis negativ, lag dies meist an der mangelnden Auslastung der Wohnangebote.

Nutzer schätzen hohe Versorgungssicherheit und Selbstbestimmung

Was die Qualität alternativer Wohnformen betrifft, entsprechen die Projekte im hohen Maß den Bedürfnissen der Bewohner. Diese schätzen die hohe Versorgungssicherheit und die vielen Möglichkeiten der Selbstbestimmung – wünschen sich jedoch noch mehr Kontakte und soziale Einbindung. Auch hätten sie gerne mehr Mitspracherecht bei der Auswahl von Mitbewohnern und Personal. Angehörige fühlen sich in vielen Bereichen – beispielsweise der Pflege – sehr gut unterstützt. Sie sind jedoch verantwortlich in die Betreuung eingebunden, was rund ein Drittel als belastend empfindet.

Nutzer und Angehörige nicht immer einer Meinung
Bei der Abfrage der Zufriedenheit ist die Wahrnehmung der Nutzer und der Angehörigen unterschiedlich: Letztere sehen die Angebote meist kritischer, zum Beispiel was die Qualität der sozialen Einbindung, der Alltagshilfen oder der Pflege betrifft. So finden rund 86 Prozent der Nutzer, dass das Pflegepersonal genügend Zeit für sie hat, die Angehörigen sind nur zu 75 Prozent dieser Meinung.

Häufiges Problem: die uneinheitliche Bewilligungspraxis
Insgesamt rechnen die meisten der 53 untersuchten Projekte mit einem Fortbestand ihres Angebotes – auch wenn vielfach die uneinheitliche Bewilligungspraxis der Leistungsträger und das Fehlen von geeignetem Betreuungspersonal bemängelt werden."

In der Marktbeobachtung[79] wird ein Fazit zur Ambulantisierung stationärer Pflege gezogen:

„Die Pflegeheimanbieter sowohl mit privater als auch gemeinnütziger Trägerschaft dringen weiter in den ambulanten und teilstationären Pflegemarkt vor. Während die gemeinnützigen Pflegeheimbetreiber im ambulanten Pflegebereich schon sehr präsent sind, sind es vor allem die privaten Pflegeheimanbieter, die teilstationäre Pflege in Form von Tagespflege anbieten. Der Trend der Portfolioerweiterung von Pflegeheimbetreibern um Pflegedienste, betreutes Wohnen und Tagespflege setzt sich fort. Ambulantisierung und damit der politische Wille ambulant vor stationär wird Realität."

Diese Sicht wird von dem Forschungsbericht zur Ambulantisierung von *Rothgang & Wolf-Ostermann u. a.* (2018) im Auftrag des BMG bestätigt.

Nach wie vor dominiert eine normativ binär codierte Dichotomie von privater Häuslichkeit (das präferierte Gute) und Heim (das negierte Schlechte). Obwohl wir um die tieferliegenden Probleme der in den Daten der oberflächlichen Umfragedaten vorherrschenden Präferenz für private Häuslichkeit (Risiken der Unter- und Fehlversorgung, der Gefährdung, Vereinsamung, Vernachlässigung, Verwahrlosung) wissen (vgl. etwa auch *Müller* 2019), wird der Diskurs um die Heimpflege *bizarr* geführt. Der apotropäisch (*Schulz-Nieswandt* 2012b; 2019e) geführte Diskurs verweist einerseits auf die realen Probleme und zumindest auf die Ambivalenzen institutio-

---

79 https://www.pflegemarkt.com/2017/02/27/ambulantisierung-der-pflegeheimbetreiber-in-deutschland/; letzter Zugriff am 3. Januar 2019.

neller Versorgungsformen. Andererseits fehlt es an passender Differenzierung. Aus eigenen Evaluationsprojekten wird die Angemessenheit eines Ampelsystems zur typologischen Differenzierung der Innovativität von Einrichtungen der Altenpflege und der „Behindertenhilfe" evident (*Schulz-Nieswandt, Köstler & Mann* 2019; 2018 ff.). Bei der Bewältigung struktureller Probleme erweisen sich einige Einrichtungen als Leuchttürme, einige als Grenzgänger an der Schwelle zwischen (psychoanalytisch gesprochen) Progression und Regression, andere als jenseits der Toleranzschwelle agierende Leistungsanbieter im euphemistischen Sinne.

Die angesprochenen sozialökonomischen Prekaritätssignaturen finden ihre entsprechende Spiegelung in organisationskulturellen bzw. unternehmensphilosophischen Signaturen regressiver Prekarität von Segmenten des Marktes.

Der „Pflege-Report 2015" (*Jacobs u. a.* 2015) widmete sich dem Thema „Pflege zwischen Heim und Häuslichkeit". Hier wird überaus deutlich, wie der Raum des /Da-Zwischen/ (*Bertschi* 2010) in Bewegung ist und pflegepolitisch begleitet und vor allem gestaltet werden muss (*Schulz-Nieswandt* 2018n).

3.3 Kultureller Wandel zwischen Statik und Dynamik: Programmcode der Institutionen und Habitus der Professionen

Es ist zwar schon ein Fortschritt in der Denkweise, die Organisationskultur der Einrichtungen (z. B. *Blonski* 2012; *Muche* 2017) und hierbei auf die Kultur der Unternehmens- bzw. Betriebsführung zu fokussieren (*Bechtel u. a.* 2017; *Schottler,* 2019; *Özlü* 2017). Es ist ein Fortschritt, wenn heute von der Notwendigkeit eines kulturellen Change Managements die Rede ist. Ist der Kulturbegriff Indikator für eine Öffnung und Weitung des Problemblicks, so bleibt der Konzeptraum des Managements eine systematische Einengung des Denkens, sofern die kritische Epistemologie von Michel Foucault[80] herangezogen wird.

Einrichtungen weisen – oftmals pfadabhängige[81] – Programmcodes (vgl. dazu auch *Hitzler, Leuscher & Mücher* 2013) auf, die als institutioneller Habitus zu verstehen sind (*Jakops & Rothkegel* 2013). Analog dazu ist auf der Mikroebene der Habitus der Professionen (*Schulz-Nieswandt* 2915f) eine endogene Transformationsblockade (*Materne & Witter* 2017). Daher fällt die Transformation im Sinne einer Mutation

---

80 *Scott* 2010; *Richter* 2014; *Fitzsimons* 2011.

81 Vgl. dazu (mit Blick auf Pfade der Beweglichkeit zur Veränderung) auch *Tonninger & Bräu* 2016.

des Codes des wirtschaftlichen Handelns so schwer: Unternehmen haben nicht einfach eine Kultur, an der man hydraulisch schrauben kann (Metapher des Lichtschalters: *switch on/switch off*); sie sind Kultur, d. h. sie haben Kultur inkorporiert und werden entsprechend gouvernemental choreographiert. Das macht radikalen Wandel im Sinne eines Gestaltwandels nicht unmöglich, aber voraussetzungsvoll schwierig, mitunter unwahrscheinlich.

Perspektiven eines gelingenden Gestaltwandels des Sektors

4

Versteht man Kapitel 2 nun im Lichte der Struktur- und Trendanalysen in Kapitel 3 nochmals etwas besser, so ist das integrierte Verständnis beider Kapitel (2 und 3) wichtig, ja eine Voraussetzung für den Nachvollzug von Kapitel 4.

4.1 Was ist soziale Innovativität? Heterotopien der Inklusion als Fluchtpunkt der Analysen

Das Thema sozialer Innovationen bzw. Innovationen im Sozialsektor ist zu einem publikationsintensiven[82] Diskurs angewachsen.

Von innovativer Bedeutung für dieses Innovationsfeld ist z.B. die Ideen- und Praxispolitik von SONG (Netzwerk Soziales neu gestalten) geworden. SONG verweist auf jene hybriden Formen transgressiver Liminalität, die weiter oben in Rekurs auf die Analyse heterotoper Pfade bei Michel Foucault angesprochen worden ist. Innovation ist zu einem Dispositivbegriff geworden, weil es tabuiert wird, nicht modern *mit der Zeit zu gehen*. Innovation meint hier einfach nur das Spiel des ständig Neuen, des Modischen, ohne überhaupt eine substanzielle Skalierung vorzunehmen, wann eine Innovation innovativ ist.

Schon früher galt in der ökonomischen Literatur, eine Innovation sei die Eröffnung eines neuen Produktzyklus mit entsprechenden Pioniergewinnen, eventuell in rentenökonomischer Weise eigentumsrechtlich in Bezug auf den Interessenshorizont

---

[82] U.a. *Howaldt & Jacobsen* 2010; *Howaldt, Kopp & Schwarz* 2014; *Howaldt & Schwarz* 2010; *Neugebauer u.a.* 2019; *Kopf u.a.* 2014; *Eurich u.a.* 2018; *Hergesell u.a.* 2018; *Becke u.a.* 2016; *Becher & Hastedt* 2019.

© Springer Fachmedien Wiesbaden GmbH, ein Teil von Springer Nature 2020
F. Schulz-Nieswandt, *Der Sektor der stationären Langzeitpflege im sozialen Wandel*,
Vallendarer Schriften der Pflegewissenschaft 5, https://doi.org/10.1007/978-3-658-28757-3_4

des Besitzindividualismus (patentrechtlich) geschützt. Innovation meint somit eine Marktmachtpositionierung, die sich im wirtschaftlichen Erfolg abbilden lässt. Die Story kann noch viel komplexer erzählt werden, es reicht aber, auf diesen Deutungskern zu verweisen, denn so wird evident, dass Formalziele dominieren, nicht reflektierte Sachziele, die sich an den Vorgaben einer inklusiven Rechtsphilosophie auf personalistischer Basis skalieren lassen müssen. Jede ontologisch authentische heterotopische, wenngleich empirisch erst nur hybride Innovation drückt sich in einem neuen Geschäftsmodell aus, aber nicht jedes neue Geschäftsmodell ist eine (zumindest hybride Form von) Heterotopie.

Unter Ökonomismus[83] ist die sinnverlierende Verselbstständigung der Ökonomik effektiven Ziel-Mittel-Denkens und -Handelns zu verstehen, unter *Kommerzialismus* die bereits sittenwidrige (weil [im wirtschaftsethnologischen Sinne] die kulturelle Einbettung des Wirtschaftens erodierende) Form dieser entfremdeten Art des Wirtschaftens, die die kapitalistische *for-profit*-Logik zum Fetisch erhebt.

Diese Überlegungen sind wichtig, um die oftmals stereotypischen Diskurse über Ökonomisierung (*Niephaus* 2018) in sozialen Handlungsfeldern (*Manzei & Schmiede* 2014; *Mohan* 2018) differenzierter zu führen (vgl. auch in *Schulz-Nieswandt* 2016b). Oftmals wird Ökonomisierung mit kapitalistischer Kommerzialisierung verwechselt. Ökonomik als effektive Sorgearbeit gehört aber zur *conditio humana* und kann sich auch in moralökonomischen Regimen ausdrücken. Die genossenschaftliche Gemeinwirtschaftlichkeit (*Schulz-Nieswandt* 2018c; 2015c), aber auch die öffentliche Daseinsvorsorge (*Schulz-Nieswandt & Greiling* 2018) und auch die freie Sozialwirtschaft (*Schulz-Nieswandt* 2008; 2018l) verweisen auf dieses Potenzial.

Wie heftig der Diskurs über die hohen Renditen[84] im Pflegemarkt sind, zeigt der Sozialismusvorwurf[85] gegenüber den Bedenken von Minister Spahn (in Bezug auf die Zusammenhänge von Renditemaximierungsstreben und Versorgungsqualität[86]) in der Diskussion, so einem Artikel von Thomas Sigmund und Frank Specht im Handelsblatt vom 16. August 2018 zu entnehmen. Um die Konturen des Diskurses zu verfolgen, sei zunächst der reine (mit einigen später aufzugreifenden grauen Markierungen einzelner Stellen versehene) Textteil[87] hier zitiert (Zugriff am 3. Januar 2019):

---

83 *Schulz-Nieswandt* (2013d) mit Bezug auf das Werk des Kölner Gerhard Weisser-Schülers Werner Wilhelm Engelhardt.

84 https://www.welt.de/wirtschaft/article179726068/Pflege-Darf-ein-Heim-Gewinne-machen.html. Zugriff am 6. Januar 2018.

85 https://www.zeit.de/politik/deutschland/2018-08/jens-spahn-vorwurf-pflegeheimbe-treiber-rendite-sozialwesen- Zugriff am 5. Januar 2019.

86 https://www.bundesgesundheitsministerium.de/presse/interviews/interviews-2018/handelsblatt-16082018.html. Zugriff am 5. Januar 2019.

87 https://www.handelsblatt.com/politik/deutschland/pflegeheime-spahn-will-gegen-zu-hohe-renditen-in-der-pflege-vorgehen/22915172.html.

„Pflegeheime

Spahn will gegen zu hohe Renditen in der Pflege vorgehen

Pflegeheime sind längst begehrte Renditeobjekte für Investoren. Gesundheitsminister Jens Spahn fürchtet: Die Gewinnmaximierung geht auf Kosten der Pflegebedürftigen. Pflegeheime sind oft attraktive Investitionen für Immobilienkonzerne. Es ist nur der jüngste Deal in einer langen Reihe: Diese Woche gab der Immobilienkonzern Deutsche Wohnen bekannt, für 680 Millionen Euro weitere 30 Pflegeeinrichtungen in Deutschland zu übernehmen. Sein Unternehmen sei dann mit mehr als 12.000 Plätzen einer der größten Eigentümer von Pflegeimmobilien und könne „von den positiven Makrotrends im Pflegemarkt stark profitieren", frohlockte Konzernchef Michael Zahn. Seit der Staat den Pflegesektor 1995 für private Anbieter geöffnet hat, machen Konzerne wie die Deutsche Wohnen, aber auch Versicherungen, Pensions- oder Hedgefonds Caritas, Diakonie, AWO und Co. Konkurrenz. Die börsennotierte französische Korian-Gruppe ist mit mehr als 25.000 Pflegeplätzen der größte Pflegeheimbetreiber in Deutschland. 2017 wurden 40.000 Pflegebetten von Finanzinvestoren übernommen. Gemessen an der Zahl der Plätze kommen private Anbieter heute auf einen Marktanteil von rund 40 Prozent. Doch der Marktcharakter der Pflege geht Bundesgesundheitsminister Jens Spahn (CDU) mittlerweile zu weit. Den Geist der Kommerzialisierung, der vor mehr als 20 Jahren aus der Flasche gelassen wurde, würde er am liebsten ein Stück zurückdrängen. „Ein kapitalmarktgetriebenes Fokussieren auf zweistellige Renditeerwartungen" sei nicht angemessen, schreibt Spahn in einem Gastbeitrag für das Handelsblatt. Sehr hohe Gewinne könnten „fast nur durch vorsätzliches Absenken der Versorgungsqualität zustande kommen". Soll heißen: Viele private Anbieter trügen ihr Renditestreben auf dem Rücken des Pflegepersonals und der Pflegebedürftigen aus. Spahn will deshalb für eine bessere Bezahlung in der Altenpflege sorgen und diese auch für Privatanbieter verbindlich machen. Im Pflegepersonal-Stärkungsgesetz sind 13.000 zusätzliche Altenpflegestellen geplant, auch in den Krankenhäusern soll die Betreuungsrelation verbessert werden. Kostenpunkt: mehr als fünf Milliarden Euro für Kranken- und Pflegekassen bis 2021 – und damit für die Beitragszahler. Soziale und private Pflegeversicherung sowie der Staat gaben über die Sozialhilfe im vergangenen Jahr rund 40 Milliarden Euro für Pflegeleistungen aus. Hinzu kommen Eigenleistungen der Pflegebedürftigen oder ihrer Angehörigen. Angesichts dieser Summen könnten Beitrags- und Steuerzahler zu Recht erwarten, dass der Gesetzgeber für eine gute und gesicherte Mindestqualität sorge, schreibt Spahn. Kritiker hatten ihm angesichts seiner Regulierungspläne „Sozialismus" vorgeworfen. Aber ist es gerecht, dass Beitragsgelder Konzernen und Aktionären satte Gewinne bescheren? Korian erzielte im vergangenen Jahr in Deutschland bei 882 Millionen Euro Umsatz eine operative Rendite (Ebitdar) von 25 Prozent. Nach dem Pflegeheim Rating Report der Wirtschaftsprüfungsgesellschaft Deloitte, des Wirtschaftsforschungsinstituts RWI und des Gesundheitsinstituts hbc erwirtschaftete ein privates Heim 2015 im Schnitt ein operatives Betriebsergebnis von 14 Prozent der Erlöse. Doch die Branche will sich ihre Renditen nicht vorschreiben lassen: „Wo kommen wir denn da hin, wenn wir nun verbandsmäßig oder auch staatlich festgesetzte Gewinne verordnen?", fragt der frühere FDP-Bundeswirtschaftsminister und Präsident des Pflege-Arbeitgeberverbands bpa AGV, Rainer Brüderle. „Welche Rendite angemessen ist, regelt letztendlich der Markt." Bis 2030 würden 100 Milliarden Euro an Investitionen in die Altenpflegeinfrastruktur gebraucht. „Da ist es mir lieber, das Kapital fließt in die deutsche Pflege als ins Ausland", betont Brüderle. Auch Friedhelm Fiedler, Vizepräsident des Arbeitgeberverbands Pflege, warnt Spahn davor, „Stimmung zu machen gegen die private Pflege und vor allem gegen die großen Einrichtungen". In seinem Verband kenne er kein Unternehmen mit zweistelliger Rendite. „Davon sind wir sehr, sehr weit entfernt", sagt Fiedler, der auch in der Geschäftsleitung des größten familiengeführten Pflegeheimbetreibers Pro Seniore sitzt. Tatsächlich sind die privaten Anbieter aus dem stationären Pflegemarkt heute nicht mehr wegzudenken. Zwischen 1999 und 2015 haben sie fast 70 Prozent der gut 283.000 neu geschaffenen Heimplätze eingerichtet. Laut Gesundheitsministerium erfordert ein neuer Heimplatz Investitionen von rund 120.000 Euro. Renditen würden auch gebraucht, um vom Gesetzgeber vorgegebene Umbaumaßnahmen stemmen zu können, betont Fiedler. So soll es in Baden-Württemberg und Nordrhein-Westfalen künftig nur Einzelzimmer geben.

Keine Qualitätsunterschiede

Aber wird in den privat betriebenen Heimen an Personal und Qualität gespart, um die Rendite zu steigern? „Das ist ein ungeheuerlicher Vorwurf", sagt Brüderle. Indirekt werfe man damit den privaten Betreibern vor, sie kümmerten sich nicht um die Menschen. Tatsächlich können die Medizinischen Dienste der Krankenkassen (MDS), die regelmäßig die Versorgungsqualität überprüfen, keine systematischen Unterschiede zwischen privaten Betreibern auf der einen Seite und kirchlichen und gemeinnützigen auf der anderen erkennen. Bei allen Trägern gebe es gute und schlechte Heime, heißt es beim MDS. Entscheidende Einflussfaktoren für eine gute Pflege seien eine gute Personalbesetzung sowie eine hohe Qualifikation und Zufriedenheit der Mitarbeiter. Dazu trage aber auch die Höhe der Vergütung bei, so der MDS weiter – und diese liege in Einrichtungen mit privater Trägerschaft tendenziell unter der in freigemeinnützigen Heimen. Hier

setzt auch die Kritik der Gewerkschaften an: Es sei gut, wenn der Gesundheitsminister sich daranmachen wolle, „dem Lohndumping auf dem Rücken der
Beschäftigten und indirekt auf dem Rücken der Patienten Grenzen zu setzen",
sagt Verdi-Chef Frank Bsirske. „Im Vordergrund müssen die Versorgungs-
interessen der Gesellschaft und die Interessen der Pflegebeschäftigten stehen."
Um den Fachkräftemangel in der Pflege nicht weiter zu verschärfen, seien
vernünftige Gehälter gefragt. Nach einer im Januar veröffentlichten Studie des
Instituts für Arbeitsmarkt- und Berufsforschung (IAB) verdienten Fachkräfte
in der Altenpflege 2016 brutto 2621 Euro im Monat, gut neun Prozent mehr als
vier Jahre zuvor. Trotzdem lag ihr Verdienst rund 16 Prozent niedriger als der
Durchschnittsverdienst aller Beschäftigten. Helfer kamen auf 1870 Euro. Allerdings lässt die Beschäftigungsstatistik keine Differenzierung nach Trägern zu.
Laut Verbandspräsident Brüderle ist der Arbeitsmarkt in der Altenpflege längst
ein Bewerbermarkt. Angesichts des Fachkräftemangels können sich gefragte
Pflegekräfte ihren Arbeitgeber aussuchen. Kein Anbieter, der am Markt über-
leben wolle, könne es sich deshalb leisten, zulasten der Pflegekräfte zu sparen.
Außerdem: Der Gesundheitsminister verspreche den Beschäftigten höhere Löhne,
sage aber nicht, wer das bezahlen soll, kritisiert Brüderle: „Denn bis heute gibt es
keinen Plan, ob für höhere Löhne der Beitrag zur Pflegeversicherung steigt oder
es einen Steuerzuschuss in der Pflegeversicherung geben soll." Spahn spekuliere
offensichtlich darauf, dass die ohnehin schon stark belasteten Angehörigen oder
die Pflegeunternehmer die Zeche allein zahlen sollten."

Ich unterziehe den Text im Schnelldurchgang des ersten Blicks eine Sequenzanalyse[88] in Bezug auf die Textkomposition. Ich habe dazu einige Wörter oder Passagen
grau markiert.

Der Text beginnt in seiner kompositorischen diachronischen Dynamik mit
einer Art von forensischer Kritik (*Boltanski* 2015). In der wirtschaftlichen Welt der
Pflegemärkte werden Deals gemacht. Deals sind Geschäfte, die Konnotationen des
zweifelhaften Charakters aufweisen. Der Konzernchef frohlockt. Das Frohlocken[89]

---

88 Das epistemische auf tiefenpsychologischen Verdacht des Verdrängten pochende Ziel
    der Sequenzanalyse (*Wernet* 2009; *Erhard & Sammet* 2018) der objektiven Hermeneutik
    (*Becker-Lenz u. a.* 2016) ist die Rekonstruktion der handlungsgenerierenden Regeln
    (Grammatik) und (Re)Konstruktion der sozialen Semantik der Praktiken sozialen
    Handelns, die eben den Akteuren mitunter selbst verborgen bleiben bzw. und begrenzt
    zugänglich ist. Es geht also um Tiefenstruktur-Hermeneutik und ihre kulturelle Gram-
    matik.

89 https://www.aerztezeitung.de/praxis_wirtschaft/finanzen_steuern/article/965136/
    finanzinvestoren-geschaeft-pflege-lockt.html. Zugriff am 6. Januar 2019.

klingt nicht wie sympathische Freude. So sei der Geist der Kommerzialisierung in das Feld eingedrungen. Die Sprache ist kriminalisierend: Es gehe um vorsätzliches Absenken der Versorgungsqualität.

Der dialektische Aufbau in der Kompositonssequenz wird sodann deutlich. Nach der Kritik als These folgt der Wendepunkt zur Antithese, die eingeleitet wird mit der exkludierenden Stigmatisierungspraktik des Sozialismus-Vorwurfs der Kritiker der Kritik. Sprachstrategisch fällt man dabei zurück in den Jargon[90] der Epoche des kalten Krieges und bedient sich binärer Codes (*Grasekamp* 2017) zur normativen Regelung von Einschluss und Ausgrenzung. Der hegemoniale Kampf der beiden Deutungsmuster eskaliert, bevor es gleich noch zu der Inszenierung einer Synthese als dritte Phase im Sequenzmuster kommt. Es kommt zum Einbau marktideologischer Theologismen: So regelt letztendlich der Markt alles. Hier wird letztendlich mythisiert. Ein Zustand aus dem Nirwana wird zum empirisch relevanten Referenzmodell stipuliert (*Browne & Keeley* 2004): Der Markt regelt in Modellwelten dann alles, wenn der Preis (gesamtwirtschaftlich gesehen) aus der Interaktion von Nachfrage und Angebot markträumend resultiert, und aus einzelwirtschaftlicher Unternehmenssicht wäre der Preis gesetzt und das Unternehmen selbst nur Mengenanpasser. Genau das alles ist aber eben nicht die soziale Wirklichkeit.

Es handelt sich um Quasimärkte (*Bode u. a.* 2011) mit ausgeprägter ordnungsrechtlicher Regulationskultur und ohne freie Marktpreisbildung. Ohne noch auf weitere Aspekte des Fehlens von Eigenschaften aus der *oeconomica pura*-Ideologie reiner Märkte aus der Sicht der Institutionenökonomie (relevante soziale Externalitäten, Transaktionskosten, unvollständig spezifizierte Verträge, asymmetrische Informationsverteilungen, Grenzen der Mechanismen von Erfahrungsgütern mit Wiederholungskäuferlogik, Probleme meritorischer Güter, Myopieprobleme, Probleme von Vertrauens- bzw. Glaubensgütern und andere Aspekte der Entmythologisierung des Theorems der Konsumentensouveränität etc.) einzugehen (*Mühlenkamp & Schulz-Nieswandt* 2008), geht es darum, die Diskurskonturen zu verstehen. So wird selbst zugegeben, die Sozialismusfraktion versuche, Stimmung zu machen gegen die Privatwirtschaft. Dabei scheut man sich nicht, sogar Pfade neonationalistischer Leistungsbilanzrhetorik zu betreiben: Besser sei es, das Kapital fließt in die Pflege als ins Ausland.

Und sodann emergiert im Textfluss die dritte Phase des Sequenzmusters. Hierbei sei angemerkt, dass es sich um eine Sequenzanalyse handelt, die auf die inszenierte Sequenz seitens des Artikels hermeneutisch Bezug nimmt. Denn die

---

90 ver.di spricht von den privaten Betreibern als „Raubritter": https://gesundheit-soziales. verdi.de/mein-arbeitsplatz/altenpflege/++co++6ed4adfc-80f3-11e7-bf44-525400423e78. Zugriff am 6. Januar 2019.

zeitliche Abfolge der Ereignisse der öffentlichen Diskussion wird in der geschilderten dialektischen Dreischrittigkeit konstruiert und inszeniert. Erst kam die Kapitalismuskritik, dann die Verteidigung der Privatwirtschaft als Antwort auf die vorgängige Herausforderung. Und nun folgt die Synthese. Wie sieht diese aus?

Im Jargon der Faktizität (um kritisch an Adorno, aber auch Habermas [*Koller & Hiebaum* 2016] anzuknüpfen): *Tatsächlich* sind die privaten Anbieter und somit auch der stationäre Sektor nicht mehr wegzudenken. Ferner sei alles doch viel differenzierter. Es sei ein ungeheuerlicher Vorwurf, ein absichtliches Qualitätsdumping zu konstatieren. Es gebe eben gute und schlechte Heime, ob nun in privater oder freigemeinwirtschaftlicher Hand. (Ob die Qualitätskontrolle des MDS hier eine valide empirische Basis abgeben kann, soll dahingestellt bleiben.) Und so wird ein unternehmensexternes Feld der Einflussfaktoren für schuldig erklärt. Man brauche eben nur gutes Personal. Und da lägen bekanntlich die Engpässe. Die Pflegefachkraftmangelsituation wird zum Investitionshemmnis. Die Argumentation entbehrt nicht ganz der Satire, zeigt doch die Forschung, dass es die Defizite der Unternehmensführung und daher die defizitäre Unternehmenskultur (*Grubendorfer* [2016] aus systemischer Sicht) sind, die, auch mit Blick auf das Fehlen einer Kunst des unternehmerischen Demographiemanagements (*Ritz* 2012; *Horn, Kleina & Schaeffer* 2019; dazu auch *Schulz-Nieswandt* 2015g), die Krise der Personalrekrutierungssituation in bedeutsamer Weise mitverursacht haben. Und auch neue Wohnversorgungsformen könnten die Attraktivität der Pflegearbeit fördern. Natürlich liegt eine multifaktorielle Kausalität vor. Aber die Diskurstrategie der Verlagerung der Ursachenerklärung auf die Exogentiät der Fachkräftesituation transformiert sich selbst im Bumerangeffekt (*Peter* 1986) zum Befund der endogenen Mitverschuldung der Misere.

Ob es wirklich keine signifikanten Qualitätsunterschiede zwischen *for-profit*- und *non-for-profit*-Unternehmen gibt, darf bezweifelt werden (*Hansmann* 1980). Die Forschung in den USA ist hier weiter (*Grabowski u. a.* 2014). Eine empirische Studie (*Geraedts u. a.* 2016) kommt zu differenzierten Ergebnissen.[91] Dort wird

---

91 Dort ist zu entnehmen: „*Zusammenfassung Hintergrund:* Internationale Studiendaten weisen darauf hin, dass profitorientierte Pflegeheime eine schlechtere Qualität bieten als nicht-profitorientierte. In Deutschland wurden die Beziehungen zwischen der Profitorientierung von Pflegeheimen und deren Qualität und Preisen noch nicht untersucht. *Methode:* In einer Beobachtungsstudie auf der Basis der MDK-Pflegeheimbewertungen wurden die Beziehungen bivariat anhand von Mann-Whitney-U- und Kruskal-Wallis-Tests sowie multivariat anhand einer Varianzanalyse unter Berücksichtigung der Interaktionen zwischen Profitorientierung, Preisen und Qualität analysiert. *Ergebnisse:* 41 % der 10.168 untersuchten deutschen Pflegeheime arbeiteten profitorientiert und verlangten im Durchschnitt 10 % geringere Tagespreise als nicht-profitorientierte

auch auf weitere Studien verwiesen, die diese Unterschiede validieren (*Harrington u. a.* 2012; 2015; *Mennicken* 2013). Vor allem belegt eine systematische Review- und Metaanalyse-Studie diesen Befund (*Commodore u. a.* 2009; *Neumayr & Meichenitsch* 2011, dort weitere Literatur: 82f.). Ähnliche Befunde liegen für den Vergleich erwerbswirtschaftlicher versus nicht-erwerbswirtschaftlicher Krankenhäuser vor (*Devereaux u. a.* 2002; 2004). Erwerbswirtschaftliche Häuser sind teurer und weisen dennoch zugleich schlechtere Werte für das Mortalitätsrisiko auf.

Analog zur privatwirtschaftsideologischen Position ist die Struktur der Argumentation im „Faktenbuch Pflege 2016", vom RWI erstellt im Auftrag des Arbeitgeberverbandes Pflege (*RWI* 2016).[92] Ich zitiere die Zusammenfassung. Und auch hier habe ich einige Textteile grau markiert, um sie einer Sequenzanalyse zu unterziehen.

„2013 waren insgesamt 2,6 Mill. Menschen pflegebedürftig. Davon wurden 764 000 vollstationär und 616 000 durch ambulante Dienste versorgt, 1,25 Mill. erhielten Pflegegeld und wurden meist von ihren Angehörigen gepflegt. Das Marktvolumen der ambulanten und stationären Pflegedienste betrug zusammen rund 40 Mrd. €. Gegenüber anderen Teilbereichen des Gesundheitsmarkts ist der Pflegemarkt am stärksten gewachsen: 1997 betrug der Anteil der Pflege 9,3 % des gesamten Gesundheitsmarkts, 2013 bereits 12,7 %. Aufgrund der Alterung der Gesellschaft ist bis 2030 insgesamt mit 3,4 bis 3,5 Mill. Pflegebedürftigen zu rechnen.

Im stationären Bereich befanden sich 2013 schon 41 % der Pflegeheime in privater Trägerschaft, im ambulanten Bereich waren es sogar 64 % der ambulanten Dienste. Private Anbieter versorgten 36 % der stationär und fast 50 % der durch ambulante Dienste betreuten Pflegebedürftigen. Damit erbringen private Einrichtungen bereits einen großen Teil der Pflegeleistungen in Deutschland. Zwischen 1999 und 2013 haben sie 175 000 neue stationäre Pflegeplätze geschaffen (nicht-private 82 000). Private Pflegeheimanbieter haben dabei mehr als 15 Mrd. € in neue Plätze investiert und damit privates Kapital für die Pflege bereitgestellt. Nicht-private Anbieter investierten rund 6 Mrd. € zur Errichtung neuer Plätze. Davon dürfte ein großer Anteil in Form von öffentlichen Fördermitteln bereitgestellt worden sein. Zur Deckung der Nachfrage bis 2030 sind voraussichtlich weitere 30 Mrd. € an Neu-Investitionen nötig und zur Substanzerhaltung bereits

---

Pflegeheime. Bei vier der sechs berücksichtigten Qualitätskategorien boten die profitorientierten Pflegeheime eine signifikant schlechtere Qualität. Die Qualität verbesserte sich bei allen Qualitätskategorien mit steigenden Tagespreisen. Jedoch blieben die Qualitätsunterschiede zwischen profitorientierten und nicht-profitorientierten Pflegeheimen bei vier der sechs Kategorien auch unabhängig vom Preis bestehen."

92 Älteren Datums ist der Bericht vom *RWI* 2011. Vgl. ferner *RWI* & IEGUS 2015.

bestehender Einrichtungen weitere rund 40 Mrd. €. Ohne weiteres privates Kapital wird dies nicht zu bewältigen sein.

Zwischen 1999 und 2013 wurden 235 000 neue Arbeitsplätze in Pflegeheimen und ambulanten Diensten geschaffen, davon 117 000 für Pflegefachkräfte. Allein von privaten Anbietern wurden dabei rund 164 000 Arbeitsplätze geschaffen, darunter 73 000 für Pflegefachkräfte. Bei unveränderten Rahmenbedingungen ist bis 2020 von einem Mehrbedarf an Personal im Bereich der Altenpflege von 115 000 Vollkräften auszugehen, darunter 54 000 Pflegefachkräfte. Bis 2030 erwarten wir einen Mehrbedarf von rund 273 000 Vollkräften in der Altenpflege, darunter etwa 123 000 Pflegefachkräfte. Hinzu kommen Mitarbeiter, die aufgrund von Fluktuation ersetzt werden müssen. Bei einem „Mitarbeiterschwund" von 2 % jährlich müssten bis 2020 insgesamt rund 106 000 Vollstellen ersetzt werden. Dies wird den bereits heute deutlich spürbaren Mangel an Fachkräften weiter erhöhen. Im Juli 2015 lag die Zahl der gemeldeten offenen Stellen bei Heimen mit etwa 14 000 schon 3-mal so hoch wie noch im Juli 2007. Ungemeldete Stellen kommen noch hinzu. Erkennbar sind aber bereits verstärkte Ausbildungsaktivitäten der Pflegeanbieter, wobei sich auch die privaten Anbieter immer stärker in der Ausbildung engagieren.

Verschiedentlich wird kritisiert, dass die Gewinnerzielungsabsicht privater Anbieter zu Lasten der Pflegebedürftigen und der Qualität der Pflege gehen würde. Die vorliegende Untersuchung zeigt, dass dies nicht der Fall ist – und dies obwohl private Anbieter seltener öffentliche Fördermittel zum Bau und zum Erhalt von Pflegeheimen erhielten als nicht-private. Korrekt ist zwar, dass private Anbieter eine Gewinnerzielungsabsicht haben. Gewinne sind jedoch nötig, um die Kapitalkosten decken zu können, die höher ausfallen als die freigemeinnütziger oder öffentlich-rechtlicher Anbieter. Während z. B. das eingesetzte Eigenkapital zum Bau eines Pflegeheims in öffentlich-rechtlicher Trägerschaft kostenlos zur Verfügung steht, muss ein privater Anbieter Investitionskapital am Kapitalmarkt zu den marktüblichen Konditionen beschaffen. Da private Anbieter in der Vergangenheit außerdem weniger oder keine öffentlichen Fördermittel zur Errichtung eines Heims erhielten, benötigten sie darüber hinaus mehr Kapital pro Pflegeplatz als nicht-private Anbieter. Sowohl die höhere Kapitalverzinsung als auch der höhere Kapitalbedarf erfordern zwangsläufig Gewinne zur Deckung der Kapitalkosten. Private Anbieter müssen rund 19 % ihrer Gesamterlöse für Kapitalkosten erwirtschaften, um kostendeckend arbeiten zu können. Bei freigemeinnützigen genügen 17 %, bei öffentlich-rechtlichen 15 %. Dennoch setzen private Heime – bei gleicher Pflegebedürftigkeit der Bewohner – pro Bewohner fast gleich viele Pflegekräfte ein wie nicht-private. Trotz nahezu gleichem Personaleinsatz bieten private Heime ihre Leistungen im Durchschnitt um 4 % günstiger als nicht-private an. Dabei sind die bei den privaten Heimen höher ausfallenden Investitionskostenanteile berücksichtigt, die wegen geringerer öffentlicher Investitionsfördermittel für private Anbieter deutlich höher liegen. Müssten nicht-private Anbieter ihren Pflegebedürftigen ebenso hohe Investitionskosten in Rechnung stellen, wären private Anbieter sogar um 8 % günstiger. Dadurch liegen bei einem hohen Anteil privater Anbieter in einem Kreis die Preise signifikant niedriger. Insofern profitieren Pflegebedürftige durch ein verbessertes Preis-Leistungsverhältnis vom Engagement der privaten Anbieter in den vergangenen Jahren. Auch scheinen Wartelisten, anders als in der Vergangenheit, keine Bedeutung mehr zu haben.

Da in den nächsten Jahren weiter mit einer stark wachsenden Nachfrage nach professioneller Pflege zu rechnen ist, wird auch der Bedarf an Pflegeplätzen und ambulanten Diensten entsprechend zunehmen. Vor dem Hintergrund des Mangels an öffentlichem Kapital ist daher zwingend auch die Akquise von privatem Kapital für den Ausbau der Pflegeangebote notwendig. Dazu müssen in erster Linie bestehende Wettbewerbsverzerrungen, wie eine trägerspezifische Vergabe von Fördermitteln konsequent beseitigt und eine angemessene Verzinsung des eingesetzten Kapitals in den Pflegeentgelten sichergestellt werden.

Auch ist mit einem Personalengpass zu rechnen, dem rechtzeitig entgegen gewirkt werden muss, um genügend bezahlbare Leistungen für die künftigen Pflegebedürftigen bereitstellen zu können. Neben der Verbesserung der generellen Attraktivität des Arbeitsplatzes in der Pflege und der verstärkten Ausbildung von Pflegefachkräften würde ein konsequenter Bürokratieabbau dazu beitragen, Fachkräfte effizienter einsetzen zu können. Dazu gehören z. B. die Vereinheitlichung der Länderheimgesetze und die Reduktion von Dokumentationsanforderungen, die Bündelung von Kontrollinstanzen (Heimaufsicht und MDK) und die Flexibilisierung der Fachkraftpflegeschlüssel.

Nicht zuletzt könnten die Pflegesatzverhandlungen entfallen. Flankiert werden sollten diese Maßnahmen durch eine gesteuerte Zuwanderung von Pflegefachkräften aus EU- und Nicht-EU-Ländern. Denn die Erhöhung der Attraktivität des Pflegeberufs wird schon allein deswegen nicht ausreichen, um den Bedarf zu decken, weil der Wettbewerb um gute Fachkräfte weiter zunehmen wird, da auch andere Branchen durch den Fachkräftemangel betroffen sind."

Das *story-telling* (*Strohmaier* 2014) ist gerahmt (*Goffman* 1980; *Bateson* 1985): Die Geschichte, die erzählt wird, beginnt mit der Alterung der Gesellschaft und dem steigende Pflegebedarf und endet mit dem steigenden Bedarf an Pflegeplätzen. Dazwischen wird in einer spezifischen Erzählsequenz die Story vom (volkswirtschaftlichen) Heldentum[93] der privaten Anbieter erzählt. Die von Wettbewerbsverzerrungen zugunsten der öffentlichen Förderung der frei-gemeinwirtschaftlichen Träger – auch hier werden Praktiken der Schuldzuweisung deutlich – diskriminierte Privatwirtschaft habe privates Kapital für die Pflege bereitgestellt und Arbeitsplätze geschaffen. Die Kritik an die Gewinnerzielungsabsicht sei (daher völlig – S-N) verfehlt.

Die Kritik an der fehlenden Sachzieldominanz trifft ja gar nicht nur die privaten Anbieter. Auch freie Träger sind gefährdet, zur kapitalistischen Logik des Wirtschaftens zu konvergieren (sog. Transformationsgesetz in der Gemeinwirtschaftslehre). Meine Studien sind mit Blick auf die (Grammatik der Prozesse der) Umsetzung der Effektivität des Sozialstaates – über mehr als drei Dekaden hinweg – systemkritisch (*Schulz-Nieswandt* 2016a). Wissenssoziologisch auf Karl Mannheim (*Borboza* 2009) verweisend, wird in der morphologischen Gemeinwirtschaftslehre (*Schulz-Nieswandt* 2007; 2015c) zwischen a) dem Satzungssinn der Institution, b) dem subjektiv gemeinten Sinn des Managements und c) dem faktischen Verhalten unterschieden. Entfremdende Abweichungen zwischen a) sowie b) und c) sind auch dort möglich. Nur ist die Blaupause der freien Träger von einem anderen Drehbuch geprägt als die kapitalistische Firma.

Die RWI-Studie fügt sich dem oben diskutieren *pragmatisch-skeptischen Deutungsmuster* in Verbindung mit dem heroischen Selbstbild der privaten Träger: Ja, es gibt Bedarfe/Nachfrage-Wachstum/Angebote-Potenzial, aber die regulative Umwelt und die Refinanzierungsregime sind – hier liegt ein Opferselbstbild mit unterschwelligem Selbstmitleid vor – unsicher, wird aber durch die heroische Haltung überwunden.

Was hat nun Minister Spahn in seinem Gastbeitrag im Handelsblatt vom 16.8.2018 gesagt?[94] Strategisch wichtige Textstellen hebe ich grau markiert hervor.

„Was ist eine angemessene Rendite für Pflegeeinrichtungen? Soll es private Betreiber von Pflegeheimen geben? Welche Vorgaben dürfen wir den Anbietern von Pflegeleistungen machen? In den vergangenen Tagen sind Fragen wie diese wieder intensiv diskutiert worden. Die Koalition würde entgegen der Logik der

---

93 *Immer & van Matrwyck* 2014; *Rolshoven Krause & Winkler* 2018.

94 https://www.bundesgesundheitsministerium.de/presse/interviews/interviews-2018/handelsblatt-16082018.html. Zugriff am 5. Januar 2019. Dagegen https://hayek.de/2018/11/gewinne-sind-nicht-das-problem-im-pflegemarkt-sondern-die-fehlende-transparenz/. Zugriff am 5.Januar 2019. Vgl.https://www.aerztezeitung.de/politik_gesellschaft/pflege/article/969408/gesundheitsminister-antwortet-kritikern-spahn-verteidigt-vorgaben-pflegeanbieter.html. Zugriff am 5. Januar 2019.

Marktwirtschaft handeln und deren Grundsätze missachten, ist der implizite oder gar offene Vorwurf. Ich finde es wichtig und richtig, diese Debatte zu führen. Aber wir sollten sie ehrlich und umfassend führen. Warum? Weil es darum geht, für 3,3 Millionen pflegebedürftige Bürgerinnen und Bürger eine qualitativ hochwertige Versorgung sicherzustellen. Und weil wir wollen, dass dieses Angebot wirtschaftlich erbracht wird. Nur wenn wir die begrenzten Ressourcen der Solidargemeinschaft effizient einsetzen, bleibt die Pflege für den Einzelnen finanzierbar.

Pflege ist kein Markt wie jeder andere. Und zwar aus zwei Gründen. Erstens haben alle Pflegebedürftigen einen Anspruch auf Versorgung, auch wenn sie sich diese eigentlich gar nicht leisten können. Das ist ein politisches Versprechen. Und das lassen wir uns als Solidargemeinschaft zurecht etwas kosten: Der weit überwiegende Teil der Leistungen wird durch Pflegeversicherung und Sozialhilfe – also umlagefinanziert über Beiträge und Steuern – bezahlt.

Zweitens sind Pflegebedürftigen auch nicht mit normalen Kunden zu vergleichen. Die Mehrheit ist alt, krank oder dement. Viele Pflegebedürftige sind also häufig gar nicht in der Lage, ohne Unterstützung Dritter (Vertrags-)Entscheidungen zu treffen oder ihre Rechte durchzusetzen. Daher gibt es staatliche Kontrollen und Vorgaben für eine gute Pflege. Zugang für alle, Bezahlbarkeit und eine gute Versorgung – nichts davon würde sich in der Praxis ohne einen vernünftigen Regulierungsrahmen einstellen.

Und damit sind wir auch schon mitten in der Debatte:

Zunächst, ja: In der Pflege sind auch private Betreiber tätig und sollen es auch unbedingt sein. Denn eine Vielfalt, ein Wettbewerb der Anbieter liegt im Interesse der Pflegebedürftigen und ihrer Angehörigen. Sie sollen frei wählen können zwischen Pflegeanbietern – ambulant wie stationär – mit unterschiedlichen Profilen, Schwerpunkten, Angeboten. Und Anbieter mit schlechter Qualität und schlechtem Ruf sollen im Wettbewerb besser werden müssen, um wirtschaftlich bestehen zu können. Private Anbieter sind zudem nicht nur für einen funktionierenden Wettbewerb unabdingbar, sie leisten auch einen entscheidenden Beitrag, um die Milliarden-Investitionen in Pflegeheime und -angebote stemmen zu können, die bei einer immer älter werdenden Bevölkerung in Zukunft noch anstehen. Ein Platz im Pflegeheim erfordert Investitionen von etwa 120.000 Euro. AWO, Caritas und Diakonie allein werden die Milliarden nicht aufbringen.

. Und ja, Pflegeeinrichtungen sollen nach betriebswirtschaftlichen Kriterien und Maßstäben geführt werden. Am Ende braucht jede Unternehmung, die sich im Wettbewerb bewähren soll, schwarze Zahlen. Das unternehmerische Risiko, etwa einer möglichen (vorübergehenden) geringeren Belegung als geplant, muss honoriert, Investitionen gestemmt, Zukunftsplanung betrieben werden. Also ist gutes Management gefragt, beim Einkauf ebenso wie beim Personaleinsatz. Wir sollten daher nicht von unseren Berliner Schreibtischen aus die besseren Geschäftsführer von Pflegeeinrichtungen sein wollen und alles en detail und zentral regeln.

Nun folgt das Aber: Der ganz überwiegende Teil der Kosten in der Pflege sind die Personalkosten. Der effiziente Einsatz des Personals, effiziente Abläufe und eine schlanke Organisation sind notwendig. Aber die Versuchung ist naturgemäß groß, bei diesem größten Kostenblock so zu sparen, dass es zu Lasten der Pflegekräfte und der Pflegebedürftigen geht. Denn zu wenig Kollegen bedeutet für die Pflegekräfte Dauerstress, Krankheit, Selbstausbeutung in einem eh schon sehr fordernden Beruf. Und deswegen braucht es einen verbindlichen Rahmen für die Personalausstattung und die Bezahlung in der Pflege. Zumal die angespannte Lage auf dem Arbeitsmarkt für Fachkräfte ja bereits in Teilen für steigende Löhne sorgt. Einen Wettbewerb, wer seine Mitarbeiter am schlechtesten behandelt, wollen wir jedenfalls definitiv nicht!

Auch ist das unternehmerische Risiko der Anbieter im Pflegesektor im Vergleich zu vielen anderen Wirtschaftsbereichen anderer Art und in manchen Fragen relativ: Denn durch die Pflegeversicherung sind die Pflegeleistungen der Einrichtungen zumindest in Höhe der jeweils fixierten Leistungsbeträge in jedem Fall abgedeckt. Und auch in den Fällen, in denen die Heimbewohner den Restbetrag nicht vollständig aus eigenen Mitteln bestreiten können, sind entweder unterhaltspflichtige Angehörige oder der Sozialhilfeträger einstandspflichtig. Das Inkasso-Risiko ist also begrenzt. Zudem ist angesichts der demographischen Entwicklung das künftige Kundenpotential gesichert. Nicht zuletzt diese Unabhängigkeit von konjunkturellen Schwankungen macht ein Investment in die Pflegebranche für manchen Anleger ja so attraktiv.

In diesem Markt stehen die Betreiber von Pflegeheimen mit den Kostenträgern, also den Pflegekassen und Sozialhilfeträgern, in Vergütungsverhandlungen. Es werden bindende Preisvereinbarungen getroffen, die einerseits Wagnis und Gewinn angemessen berücksichtigen sollen, die aber doch vor allem am Versorgungsaufwand und an der Einhaltung der Qualitätsanforderungen orientiert sind. Wer sich in diesen Markt begibt, muss sich überprüfen lassen – gerade weil der Markt hier seiner Auslesefunktion weniger nachkommen kann als auf typischen anderen Märkten der Privatwirtschaft. Hier muss folglich derjenige, der bezahlt, auch Vorgaben zu Mindeststandards machen können, im Sinne des Ziels einer guten und gesicherten Mindestqualität. Und er muss einen effizienten Mitteleinsatz sicherstellen, im Sinne der Arbeitnehmerinnen und Arbeitnehmer,

Rentnerinnen und Rentner sowie der Arbeitgeber, die diese Leistungen wiederum größtenteils über Beiträge zur Pflegeversicherung bezahlen.

Insofern ist Wettbewerb, ist Markt in der Pflege kein Selbstzweck, sondern Mittel zum Zweck: für einen effizienten Einsatz begrenzter Mittel, für eine gute pflegerische Versorgung, für die Mobilisierung notwendiger Investitionen. Aber es ist immer ein regulierter und auch politisch sensibler Markt. Wenn man nun eine Regulierung dort für denkbar hält, wo sehr hohe Gewinne fast nur durch vorsätzliches Absenken der Versorgungsqualität zustande kommen können, dann sind das keine „Enteignungsphantasien" und wir führen in der Pflege auch nicht den Sozialismus ein. Die Frage ist nur, ob ein kapitalmarktgetriebenes Fokussieren auf zweistellige (!) Renditeerwartungen angemessen wäre. Und wenn ich mir einen so personalintensiven Bereich unseres Sozialwesens anschaue, dann lautet meine Antwort „Eher nicht"!

So weit zu den Strukturen selbst. Ich sehe auch nicht, inwiefern die politische Umsetzung eines sehr weitgehenden gesellschaftlichen Konsenses zur Ausweitung der Pflegeleistungen unter ebenfalls generationenübergreifend artikulierter Bereitschaft zur Inkaufnahme höherer Kosten illiberal, anti-marktwirtschaftlich und generationen-ungerecht sein soll. Auch der liberale Kosmopolit und der mittelständische Unternehmer will eine gute Versorgung im Alter – und in jedem Fall auch für seine pflegebedürftigen Eltern. Freiheit bedeutet auch, sich frei zu fühlen von bestimmten existenziellen Sorgen.

Vielleicht ist auch ein weiterer Hinweis ganz grundsätzlicher Art am Ende immer wieder nötig: Minister in Koalitionsregierungen setzen Vorgaben und Geist eines Koalitionsvertrags um. Die Vorstellung, ein Minister oder eine Ministerin könne unliebsame Mehrheiten oder Verhandlungsergebnisse in dieser oder jener gewünschten Hinsicht überholen und links oder rechts liegenlassen, ist erstaunlich unpolitisch – und auch undemokratisch. Es hat im September 2017 kein Wähler-Mandat für eine Ausweitung des Markt-Charakters in der Pflege gegeben. Tun, was nach einer Wahl zwischen Koalitionspartnern verabredet wurde: Das ist Demokratie und das ist Minister-Arbeit als Amtsausübung auf Zeit und als ernstgenommener Auftrag des Souveräns."

Die sequenzielle Logik dieses Textes ist eindeutig und ist die Entfaltung der Idee der sozialen Marktwirtschaft[95] (vgl. auch *Fuhrmann* 2017), wie sie vor dem Hintergrund des Art. 3 (3) EUV im Art. 20 GG gespiegelt wird. Entfaltet wird eine

---

95 Die allerdings sehr unterschiedlich, nämlich auch (liberal) enger, ausgelegt werden kann: https://www.sgp-report.de/altenpflege-branche-braucht-mehr-soziale-marktwirtschaft. Zugriff am 8. Januar 2019.

sozialkonservative Variante einer achtsamen verantwortungsethischen Deutung von *politics against markets* (*Esping-Andersen* 1985). Pflegepolitik handle nicht entgegen der Logik der Marktwirtschaft. Es sei aber kein Markt wie jeder andere, da sie auf die Idee der Solidargemeinschaft beruhe.

Diese Sicht rahmt zusammen mit der Endpassage die dialektische Argumentation. Am Ende wird konstatiert: Freiheit bedeute auch, sich frei zu fühlen von bestimmten existenziellen Sorgen.

Im Mittelteil des Textes wird das Lehrbuchwissen der Theorie des Marktversagens[96] genutzt: Staatliche Kontrollen und Vorgaben für eine gute Pflege seien im Sinne eines Regulierungsrahmens wichtig. Die Vielfalt der Träger sei notwendig. Aber dann folgt das Aber. So sei Wettbewerb in der Pflege kein Selbstzweck, sondern Mittel zum Zweck. Mit Sozialismus habe das nichts zu tun. Es müssten jedoch die Vorgaben und Geist eines Koalitionsvertrages bedacht werden. Es habe im Sommer 2017 kein Wähler-Mandat für eine Ausweitung des Markt-Charakters in der Pflege gegeben. Das sei Demokratie. Politik nehme den Auftrag des Souveräns ernst.

Das sind die Konturen des sozialdemokratisch-christdemokratischen Gegendiskurses, der auf Qualitätsregulierung setzt.

Genau das reicht jedoch nicht. Denn er konzentriert sich auf das INNEN der Heime, nicht auf die Perspektive einer Sozialraumorientierung der Öffnung der Heime. Genau dies könnte jedoch Gegenstand von innovativ und in der Folge transformativ genutzten Rahmenverträgen, die aber die Kooperationsbereitschaft von Leistungsanbietern voraussetzen, nach § 75 SGB XI sein: Zwar bleibe es so formal beim obligatorischen Kontrahierungszwang der Kassen. Aber es könnten Vorstellungen einer regionalen Pflegestrukturplanung[97] dergestalt eingebaut werden, dass der Pfad in neue Versorgungslandschaften gebahnt werden könnte.

4.2 Machbare Konkretisierung: die Sozialraumidee und die Öffnung der Heime

Es war das maßgebliche Verdienst der Ideenpolitik des Kuratorium Deutsche Altershilfe e. V. (KDA)[98], eine Taxonomie der Generationentypen des Heimsektors

---

96 *Zinn* 1992; *Schulz-Nieswandt* (1998) über das Werk von Siegfried Katterle (nun *Schulz-Nieswandt* 2019f.

97 Zur Sozialplanung vgl. auch Schäper u. a. 2019, *Schubert* 2019 sowie *Stremlow* 2019.

98 Zur Geschichte des KDA vgl. auf www.kda.de.

zu entwickeln (Bleck *u. a.* 2018, S. 7 ff.)[99]. Anfangs dominierten die – nach wie vor relevanten – Fragen der Architekturentwicklung im Heimbau die Ideenentwicklung. Doch bald schon ging es um Konzepte des guten Wohnens im Sinne der Art des sozialen Zusammenlebens als Kultur des Wohnens. Nach wie vor zentriert sich das Denken dabei um das Wohnen (*Funke* 2006; *Hirsch* 2006) als anthropologisch begreifbare Ankerfunktion des Menschen in seiner Daseinsführung.

„Wohnen im Alter. Entwicklungen auf dem richtigen Weg?", fragt Ursula Kremer-Preiß in einer Bilanz der letzten 30 Jahre (*Kremer-Preiß* 2018).

Das stationäre Wohnen pflegebedürftiger Menschen und/oder von Menschen mit Behinderungen ist nur eine Teilfrage, da stationäres Wohnen eine Form im Wohnmöglichkeitsspektrum im Alter darstellt. Aber diese verschiedenen Formen im Spektrum der Möglichkeiten sind interdependent, denn es kann zu Verknüpfungen, zu Verdrängungs- bzw. Substitutionseffekten kommen. Oder es kommt als Funktion dieser Interdependenzen zu Formwandlungen. All das ist hier zu beachten.

*Unsere **Hypothese** ist hier: Die weitere Zunahme von Selbstbestimmung und Teilhabe ist gekoppelt an der Diversifizierung der Wohnformen im Alter, die einen spill-over-Effekt auslösen wird.*

Traditionelle Heimformen sind dann rückläufig und werden substituiert durch Binnenmodernisierungen des Heimsektors oder durch St-Ambulantisierungsmodelle, wobei augenblicklich hybride Formen der Tagespflege eine intensive Dynamik aufweisen. Etwas formalisiert ausgedrückt:

Schaubild 8   Werte-orientierte Dynamik der De-Institutionalisierung

| Selbstbestimmung ∩ Teilhabe | ↑ (normativ-rechtliche Sphäre)

↓ ↓ (spill-over-Effekt)

Heimangebote ↓ ∩ Hybdride ↑ (Realität der Wohnformen)

---

99 Dazu *Michell-Auli & Cremer-Preiß* 2013; *Mehnert & Kremer-Preiß* 2017; *Kremer-Preiß & Mehnert* 2019.

Eine „Abschaffung" des Typus des Heimes halte ich, auch im Lichte internationaler Erfahrungen, nicht für realistisch. Die Öffnung der Heime zum Quartier hin bahnt aber den Transgressionsraum zur weiteren Hybridisierung „zwischen ambulant und stationär".

Auf der anderen Seite des Spektrums wird die heilige Ordnung der traditionellen privaten Häuslichkeit der Familie (*Westemeyer* 2010; *Hormann* 2013) in Reinform ebenfalls an Bedeutung verlieren. Denn die notwendige transfamiliale Vernetzung in der lokalen Lebenswelt des *homo patiens* muss den binären Code „privat versus öffentlich" mutieren.

Sodann knüpfen sich daran Fragen der Mobilität nicht nur innerhalb der Mikrowelt des Wohnens, sondern türschwellentransgressierend die Teilhabe am Wohnumfeld als Übergangsraum zum öffentlichen Leben. Die Gemeinde – der kommunale Raum – wird als Polis des guten Lebens zur Örtlichkeit der Personalisierung. Nachdem also der Einbau alltagsimulierender Formen der Wohngemeinschaft innerhalb[100] des Versorgungsraums der stationären Einrichtung diskutiert wurde, gilt das KDA-Quartiershaus als 5. Generation (*Michell-Auli & Soeinski* 2012[101]) als Grenzüberschreitung des Selbstkonzepts des Heims durch Öffnung zum Sozialraum (vgl. auch *Palm & Bogert* 2011). Sozialraum meint aber nicht einfach nur (containertheoretisch) den physischen Raum[102] im Sinne der Umwelt, einerseits als Raum der Möglichkeiten, andererseits (als Kehrseite) als Raum der Grenzen. Ralf Dahrendorf (*Dahrendorf* 1979) sprach von den beiden den Entwicklungskorridor der Gesellschaften strukturierenden Vektoren „Ligaturen" (Bindungen) und „Optionen" (Möglichkeiten).

Sozialraum ist eigentlich synonym mit dem Sozialkapital der Menschen: Sozialraum bezeichnet die Netzwerksituation der Menschen. Nochmals spezifischer: Sozialkapital *SK* (*Herreros* 2004) ist (als Sozialraum gedacht) als Feldfiguration *F* eine Funktion *f* der Nutzen (Ertrag) der Investition *I* (von Ressourcen *R* wie u. a. von Zeit und Kompetenzen) in soziale Netzwerke *NW*, die über grammatische Regeln der Reziprozitätsordnung *RO* funktionieren.

---

100 Abzugrenzen sind solche Wohngemeinschaften von autonomen Formen des genossenschaftlichen Wohnens in Gemeinschaft, wie sie von den Wohn- und Teilhabegesetzen der Länder, fundiert durch die Föderalismusreform von 2006 und den § 9 des SGB XI stärkend, in der Regel dann vom klassischen Heimtypus und dessen Regulierung abgetrennt werden, wenn selbstorganisierte Selbsthilfe in Selbstverwaltung (dazu genossenschaftstheoretisch auch in *Schulz-Nieswandt* 2019b) der Bewohner*innen bzw. ihrer Angehörigen vorliegt. Vgl. auch *Spellerberg* 2018.

101 Vgl. auch *KDA* (Hrsg) ProAlter 43 (5) KDA-Quartiershäuser. Sozialraumorientierung als Kernbaustein. KDA, Köln.

102 Orientierend dazu *Günzel* 2018.

$$SK\ (F) = f\ (NW^{RO}\ [RI]).$$

Vor allem herauszustellen ist die soziale Unterstützung (der sozialen Integration und der Rollenidentität), wie sie – die Literatur hierzu ist Legende – in der Tradition der Sozialepidemiologie und in der ressourcentheoretischen Sozialpsychologie der Coping-Mechanismen im Lebenslauf und insbesondere im Kontext der Statuspassagen und kritischer Lebensereignisse modelliert worden ist. Sozialkapital ist hier im innersten Kern zu verstehen als eine Funktion komplexer sozialer Systeme der Reziprozitätsordnung als Mutualitätsgebilde genossenschaftsartiger Form.

Damit kann ich nun auch zum Schlussteil überleiten.

Fazit und Ausblick

Die Pflegebranche hat klare normativ-rechtlich Vorgaben, die in der modernen grundrechtstheoretischen Metaphysik der Sakralität der personalen Würde und ihrer Konkretisierung in den Werten der Selbstbestimmung und der Teilhabe fundiert ist. Daran ist die soziale Wirklichkeit des Pflegegeschehens zu skalieren. Die in das GALINDA-Projekt des Landes Rheinland-Pfalz eingebundene interdisziplinäre Studie analysiert die Trends im Wandel der Pflegebranche als Marktgeschehen, die die Pflege in das „Spinnennetz der kapitalistischen Transformation" treibt. Hintergrund dieser Trendhypothese ist u. a. die wachsende Bedeutung transnationaler Kapitalanlegermodelle. Die ordnungsrechtlichen Regulierungen kommen hier an ihre Grenzen. Es geht um die Einbindung der Pflegeinfrastruktur in eine regionale Pflegestrukturplanung auf der Grundlage von lokalen Caring Community-Bildungen. Es fehlt eine sozialraumorientierte Steuerung der Versorgungslandschaften auf der kommunalen Ebene im Verbindung mit einer Wohnformendifferenzierung, die in einer wohnortunabhängigen Finanzierung der personenzentrierten Bemessung der Care-Leistungskomplexe ausmünden muss. Das ganze Geschehen erweist sich als komplizierter Kulturwandel. Der Pflegemarkt muss sich hier letztendlich kulturell in Richtung auf authentische soziale Innovationen im Lichte der Idee der Inklusion einbinden lassen.

Betont werden soll abschließend der bereits weiter oben angedeutete genossenschaftliche Charakter des Sozialraums. Diese Schnittfläche der Genossenschaftslehre zur Sozial- und Gesellschaftspolitiklehre sowie zur Trägervielfalt gemeinwirtschaftlichen Handelns auf anthropologischer Grundlage (*Schulz-Nieswandt* 2003, insb. *Schulz-Nieswandt* 2018c), insbesondere Gabe-anthropologischer (*Schulz-Nieswandt* 2014b) Art ist ein charakteristisches Spezifikum der Kölner Forschungs- und Lehrtradition (*Schulz-Nieswandt* 2017c; 2017e).

© Springer Fachmedien Wiesbaden GmbH, ein Teil von Springer Nature 2020
F. Schulz-Nieswandt, *Der Sektor der stationären Langzeitpflege im sozialen Wandel*,
Vallendarer Schriften der Pflegewissenschaft 5, https://doi.org/10.1007/978-3-658-28757-3_5

Ich komme damit am Ende auf meine Ausführungen zu Beginn (in der Einführung) zurück. Ich argumentierte dort:

„Mit dieser Fragestellung ist eine sozialökonomische Perspektive auf den Wandel der Angebotsmärkte stationärer Langzeitpflege und der sog. ‚Behindertenhilfe‘ aufgeworfen, denn es geht offensichtlich (auch) um ein Change Management der Geschäftsmodelle. Handelt es sich jedoch um die Frage nach einem ‚Kulturwandel‘, so ist wohl deutlich mehr als ein immer noch eher technisch anmutendes kulturelles Change Management gemeint."

Insofern gerät die Frage einer sozialraumorientierten Öffnung der Heime als hybride Gebilde des transgressiven /Da-Zwischen/ auf dem Weg (*Schulz-Nieswandt* 2015a; 2019g) zu einer Heterotopie (*Schulz-Nieswandt* 2016d; 2017b) als eine authentische Innovation in den Blick, der sich auf eine wirklich ganz andere Gemeindeordnung der Inklusion richtet. In dieser neuen Gemeindeordnung des gelingenden sozialen Miteinanders im personalistischen Sinne werden sich Sonderwohnwelten als „Welten in der Welt" im Modus des „im INNEN ein AUSSEN zu sein" (*Koch-Straube* 2002) auflösen.

Und es wird sozialökonomisch verständlich, warum der Weg in die Kapitalanlagewirtschaft, sollte sie (gesellschaftspolitisch) nicht unterbunden werden können, zivilisiert – also kulturell eingebettet – werden muss: Die Gewinnerzielung muss der Investition in die Meta-Ökonomie des „guten Lebens" dienen.

Ohne diesen Dienstgedanken[103] wird eine „gute Pflege" in ihrer Verankerung vernetzter Lebenswelten von individuellen Pflegearrangements nicht gelingen.

Mag einigen Leser*innen das Ende dieser Analyse zu pathoshaltig (*Zumbusch* 2009; *Dachselt* 2003) ausfallen: Es ist Ausdruck der gesellschaftlichen Verantwortungsrolle der kritischen „Wissenschaft als Beruf" (um an Max Weber anzuknüpfen), den chimärenhaften Euphemismus zu überwinden, Wissenschaft als Selbstaufklärung der Gesellschaft sei im Modus der Werturteilsfreiheit möglich. Selbst der Begründer dieses Postulates, der Soziologe Max Weber (1864–1920), verstand im Rahmen seiner Orientierung an der neukantianischen Wissenschaftslehre Erkenntnis nur als möglich im Horizont von transzendentalen Wertsetzungen von Kulturbedeutsamkeit.

Ein solcher Bezugspunkt der vorliegenden Expertise war der Personalismus der modernen Grundrechtstheorie des sozialen Rechtsstaates. Und dieser mündet auf kommunaler Ebene im Prozess von *Caring Community-Building* in eine genossenschaftliche Gemeindeordnung der gegenseitigen Hilfe (*Schulz-Nieswandt* 2018c). Das Thema erwies sich also als viel breiter und tiefgründiger zu verhandeln als die gliche Erwartung einer reinen ökonomischen Branchenanalyse vermuten ließ.

---

103 Relevante Aspekte auch in *Schultheis, Vogel & Mau* 2014 sowie *Wolf u. a.* 2019.

Alternierende Narrationen 6

Ein Gebrauchsanweisehandbuch für die Öffnung der Heime zur Sozialraumorientierung ist durchaus möglich. Bausteine dazu gibt es durchaus in der Fachliteratur[104]. Das Problem bleibt: Es geht nicht um eine Hydraulik des Schraubens an den entscheidenden Faktoren eines mechanischen Geschehens. Komplexere Geschichten sind zu erzählen. Und diese Narrationen sind vielgestaltig.

Erste Gestalterzählung

Beginnen wir mit der negativen Anthropologie. Seitdem der Mensch aus der Höhle ausgetreten und in die Weite der Savanne schritt, bekam er nach anfänglicher Begeisterung über seine lichtende Freiheit Angst vor eben dieser Freiheit, die die Freiheit der Kontingenz und des Scheiterns ist. Die Umwelt wird ihm zur Umwelt der Fressfeinde. Er baut sich Burgen. Er ist bereit, sich als *homo sacer* den autoritären Ordnungen zu fügen, die ihm eine nicht mehr hinterfragte Geborgenheit und Sicherheit – zumindest des nackten Lebens – bieten. So stirbt seine Weltoffenheit ab, seine Kreativität[105] entfaltet sich nicht, sein inneres Magma (*Costariadis* 1990;

---

104 *LAG Soziale Brennpunkte Niedersachen* 2018; *Schubert* 2008; *Grießhammer & Brohmann* 2016; *Cirkel* 2017.

105 Auf die der klassische Beitrag der Soziologie von Gabriel *Tarde* (2009) pocht (vgl. auch *Tarde* 2003; 2015). Trade wurde von Durkheim in einem Kampf gegen die atomistische Individualpsychologie im Rahmen seiner Fundierung einer Soziologie, die das „Soziale durch das Soziale" erklärt, falsch verstanden, sich selbst auch, weil er ja in seiner Soziologie durchaus die Mechanismen der Einschreibung der Kultur des Sozialen in das Individuum sozialpsychologisch kannte und in diesem Sinne auch pädagogische Schriften verfasste. Tarde verstand die Individuen durchaus immer in ihrer Relation und Wechselwirkung (wie Georg Simmel), hier für mich auf die Figurationssoziologie von Norbert Elias verweisend. Die Betonung der innovativen – transgressierenden – Kreativität des Subjekts

© Springer Fachmedien Wiesbaden GmbH, ein Teil von Springer Nature 2020
F. Schulz-Nieswandt, *Der Sektor der stationären Langzeitpflege im sozialen Wandel*,
Vallendarer Schriften der Pflegewissenschaft 5, https://doi.org/10.1007/978-3-658-28757-3_6

Bachelard 1987) kühlt ab, seine Phantasie verkümmert, Plastizität und exzentrische Positionalität werden verstauben in den Archiven der philosophischen Anthropologie. Bevor der Mensch auf seiner Reise durch das Wagnis der Welt scheitert, bleibt er lieber unter sich zu Hause. Er wird mutlos, die *analogia entis*-Aura strahlt er nicht mehr aus.

Muss diese Geschichte noch weiter entfaltet werden? Nein, antwortet die positive Anthropologie: Die Geschichte sei ohnehin anders zu erzählen.

Zweite Gestalterzählung

Psychodynamisch im Gleichgewicht gelungener Bindungserfahrungen aufgewachsen, die Bi-Polaritäten (von Nähe und Distanz, Geben und Nehmen, Offenheit und Verschlossenheit etc.) des Lebens in souveräner Authentizität im Griff, Subjekt liebender Offenheit, fundiert in Empathie, welche wiederum im Vertrauenskapitalstock dieser sozialen Mitwelt wurzelt, in resilienter Art aus dem stabilen Kohärenzgefühl heraus alle Sinne achtsam organisiert, selbstwirksam, selbstbewusst, aus Selbstliebe zur Dialogizität als die Transzententalpragmatik des gelingenden sozialen Miteinanders als universale Grammatik des Menschen in der Reziprozität der Rolle des Mitmenschen (be-)fähigt, kommt die messianische Jetzt-Zeit des Römerbriefs (*Schulz-Nieswandt* 207d) zur sozialen Wirklichkeit: Das Reich Gottes als gott-lose Wahrheit des liebenden Menschen in seiner die Libido kreativ (Eros-artig) in die alltägliche Philia und in den Festtagen der Agape einbettend, gibt es nur noch die Immanenz des erfüllten historischen Zeitstroms: Ohne gewaltsame Apokalypse hat sich das eschatologische Kerygma als Soteriologie der menschlichen Geschichte nicht mehr als Telos tröstender Hoffnung auf die Ewigkeit vertagt, sondern ist Alltag des personalen Seins geworden. Im gestaltphilosophischen System von Goethes Metamorphosenlehre ausgedrückt, hat sich die Entelechie vollendet.

Muss diese Geschichte noch weiter entfaltet werden? Gott bewahre (uns vor dieser Hybris des prometheischen Mythos), ruft die Theologie aus, die dem Menschen doch nur das beschränkte Maximum in der *analogia entis*-Idee zugestehen wollte.

Natürlich kann – als dritte Gestalterzählung – für den Geist der Gelassenheit die hybride Synthese erzählt werden. Ich selbst habe diese Vielfalt polarisierter Grundhaltungen zu Mensch und Welt in der Kontrastierung meiner habitus-

---

widerspricht auch gar nicht meiner psychodynamischen Kultursemiotik, in der ich die Habitushermeneutik von Bourdieu im Lichte der gouvernementalen Dispositivanalyse von Foucault einfließen lasse, denn die Idee des De-Zentrierung des Subjekt ist eine ontologisch bzw. onto-anthropologisch fundierte Methodologie, die dem Gegenstand des vergesellschafteten Subjekts angemessen ist.

hermeneutischen Erhardt Kästner- und Richard Seewald-Studien (*Schulz-Nieswandt* 2017b; 2018g) nacherlebt, sie (nach Dekaden des Werdens: *Schulz-Nieswandt* 2016a) zur versöhnenden Synthese des Genossenschaftssozialismus (*Schulz-Nieswandt* 2018c) überführt und dies auch als meine eigene Metamorphose rekonstruiert (*Schulz-Nieswandt* 2019a).

Perspektiven des Gelingens

GALINDA-Experimente können gelingen, wenn die Pfadabhängigkeit und ihre Korrelate als mentale Blockade in der Tiefenschichtung von Geist, Seele und Körper der Menschen im Zuge kultureller Lernprozesse gelingt.

GALINDA-Projekte gelingen, wenn die Interessen der Menschen in die Bahnungen kollektiv geteilter Ideen *Issue*-Netzwerke geleitet werden.

Sie gelingen, wenn Vertrauensatmosphären aufgebaut werden, wenn neurotische Verstiegenheiten unwirksam bleiben, wenn die grundlegenden Tugenden der *Polis* zur Wirkung kommen. Und wenn, um der Klugheitslehre formalökonomischer Rationalität nachzukommen, Aussichten auf eine *Win-Win*-Ausschüttung wahrscheinlich sind.

Perspektiven des Scheiterns

GALINDA-Experimente scheitern, wenn die Menschen Gefangene ihrer Blickverengungen, ihrer skotomisierenden Wahrnehmungsschemata bleiben.

GALINDA-Projekte scheitern, wenn eine depressive Grundgestimmtheit alles schleichend erodiert, wenn die Freude auf das Abenteuer des Lebens als Wagnis verloren, vielleicht sogar nie richtig geweckt worden ist, wenn der Mensch nicht mehr als *homo viator* auf die Reise gehen möchte, weil er Angst vor der Freiheit hat.

Das ist keine Narration einer Pathosphilosophie, dass ist soziologisch relevante Psychoanalyse, beste Tradition kritischer Theorie, psychomotorische Diagnostik mit Blick auf die sozialpolitische Herausforderungen unserer Gesellschaft, die gelöst werden müssen.

Erfahrungen in Projekten der angewandten Feldforschung (*Schulz-Nieswandt* 2013b; 2013f; 2012a) zeigen das alles. In der Diagnostik der Forschungsdesiderata zur Wohlfahrtspolitik des 21. Jahrhunderts (*Busemeyer u. a.* 2013) fehlt diese Sicht. Ohne diese psychoanalytisch aufgeklärte kultursemiotische Tiefe[106] werden „Schritte in eine solidarische Gesellschaft" (*Winkler* 2015) nicht imaginierbar.

---

106 Dazu Angang 3 in *Schulz-Nieswandt* 2017f, S. 187f.

Evolutionspsychologische Überlegungen

Die Idee der inklusiven Gemeindeordnung ist eine theoretisch denkbare, empirisch aber unwahrscheinliche Möglichkeit. Das Thema der De-Institutionalisierung und der Öffnung der „Welten in der Welt" mag deshalb uns wie ein Daimon (*Sybel* 1886) so antreiben, weil sich in diesem Thema „des Pudels Kern" verdichtet.

Anders formuliert: Die Heim(sektor)frage ist im Sinne des in der Durkheim-Schule (*Suber* 2011) stehenden Marcel Mauss (*Moebius* 2006) eine „totale soziale Tatsache": Versteht man dieses Phänomen, versteht man die Totalität des gesellschaftlichen Geschehens, denn hier verdichten sich zu einem psychischen Erlebnis-Syndrom und zu einem Wirk-Komplex ökonomische, rechtliche, soziale, psychische, politische, religiöse Dimensionen und Aspekte.

Vielleicht hat die duale Anthropologie von Kant in seiner Abhandlung zur „Idee zu einer allgemeinen Geschichte in weltbürgerlicher Absicht" von 1784 nicht ganz Unrecht, wenn sie alles zum Theorem der *ungeselligen Geselligkeit* des Menschen verdichtet (*Schulz-Nieswandt* 2006b; *Bayertz* 2014). Es signiert die innere Zerrissenheit des Menschen: Ist er in Gesellung, neigt er zur Vereinzelung; ist er in der Vereinzelung, sucht er die Gesellung.

Strömungen innerhalb der modernen Evolutionsbiologie und -psychologie (*Tomasello* 2010) können zeigen (*Eibl* 2009), dass der Mensch auf soziale Kooperation angelegt ist (*Schulz-Nieswandt* 2018d). Das macht ihn zur dominanten Spezies. Aber er transportiert im Zuge kultureller Vererbung auch archaische Affekthaushalte: Angst vor dem Anderen als dem Fremden (*Bauman* 2916) und Ekel vor dem Andersartigen als dem Monsterhaften (*Gebhard, Geisler & Schröter* 2009).

Die Hygieneangst angesichts des Menschen mit Behinderung (*Schulz-Nieswandt* 2010c) passt hier ins Bild der Analyse. So können wir einerseits relativ leicht über neue Geschäftsmodelle in einer neuen Versorgungslandschaft nachdenken. Aber die psychischen Arbeitsapparate der Menschen müssen andererseits mit dem sozia-

© Springer Fachmedien Wiesbaden GmbH, ein Teil von Springer Nature 2020
F. Schulz-Nieswandt, *Der Sektor der stationären Langzeitpflege im sozialen Wandel*,
Vallendarer Schriften der Pflegewissenschaft 5, https://doi.org/10.1007/978-3-658-28757-3_7

len Wandel (*Hoose, Beckmann & Schönauer* 2017) mitgehen. William F. Ogburns Theorem vom *cultural lag* (in seinem Werk „On Culture and Social Change" von 1922: *Coser* 1988) hat seine tiefengrammatische Korrespondenz im Theorem vom *emotional gap*.

In der neueren praxeologischen Literatur wird der Zusammenhang von Vernetzung und sozialer Innovation als ein Prozess sozialer Evolution thematisiert. Wie mit Blick auf das Verhältnis von Vertrauenskapital und Sozialkapital ist es das Urparadoxon von Ei und Henne in der Soziologie: Ohne Vertrauen keine Sozialkapitalgenese, aber nur die Netze als Orte der Sozialkapitalproduktion generieren nachhaltiges Vertrauenskapital. Die Lösung für diesen *gordischen Knoten* (*Stoll* 1890) ist die *Paideia*: die Formung der menschliche Person (*Schulz-Nieswandt* 2019a), die durch gelingendes Aufwachsen zur Gesellung befähigt wird. Ja, aber: Ein solches Werden der Person als Form benötigt Umwelten des gelingenden Werdens und Wachsens. Und wer und wie generiert man genau diese Kontexte der Formwerdung?

Pflegereform als gesellschaftspolitische Ordnungsgestaltungsreform 8

Am Ende meiner Abhandlung über die „Gestalt-Fiktionalitäten dionysischer Sozialpolitik" (*Schulz-Nieswandt* 2019g auf der Grundlage der Überlegungen in Schulz-Nieswandt 2019c) thematisiere ich die Konturen einer gesellschaftspolitisch eingebetteten Großen SGB XI-Reform. Dabei beziehe ich mich auch auf die Erarbeitung einer vom Kuratorium Deutsche Altershilfe (KDA) choreographierte Reformidee, die das SGB XI einstellt in eine fundamentale gesellschaftspolitisch motivierte Ordnungsreform. Im KDA-Fachjournal ProAlter ist darüber mehrfach berichtet worden, auch in anderen Medien.

Die vorliegende Analyse soll zum Abschluss in diesen Kontext gestellt werden, denn es dürfte deutlich geworden sein, dass die Kritik des Sogeffekts, der die Langzeitpflege in das Spinnennetz einer kapitalistischen Transformation treibt, im Umkehrschluss eine Stärkung der sozialen Marktwirtschaft fordert. Dabei ist das Soziale als Adjektiv der Marktwirtschaft gerade nicht deren Achillessehne, sondern der Modus ihrer Zivilisierung. Was ist unter einer solchen Reform der Einbettung in eine soziale Marktwirtschaft zu verstehen?

Jeder Kapitalismus ist Marktwirtschaft, aber nicht jede Marktwirtschaft ist (wilder, also kulturell nicht eingebetteter, also nicht „zivilisierter") Kapitalismus: eine theoriegeschichtlich alte Debatte. Wir wissen, dass unsere Verfassung wirtschaftsordnungspolitisch offen ist. Sofern die Marktwirtschaft als „Basis" gesellschaftspolitisch „gewählt" wird, gilt als ordnender „Überbau" Art. 20 GG: Deutschland ist ein sozialer Bundesstaat. Mit hoher Kompatibilität ist Art. 3 (3) EUV für die Bundesrepublik Deutschland entsprechend verfassungskonform und legt die EU als (wettbewerbsfähige) soziale Marktwirtschaft aus.

Jede realistische Theorie der Marktwirtschaft geht davon aus, dass Märkte mit Blick auf das „gesellschaftspolitisch Erwünschte" optimal reguliert werden müssen. Optimalität ist einerseits quantitativ skaliert: nicht zu viel, nicht zu wenig.

© Springer Fachmedien Wiesbaden GmbH, ein Teil von Springer Nature 2020
F. Schulz-Nieswandt, *Der Sektor der stationären Langzeitpflege im sozialen Wandel*, Vallendarer Schriften der Pflegewissenschaft 5, https://doi.org/10.1007/978-3-658-28757-3_8

Optimalität bezieht sich kosteneffektiv aber vor allem auch auf die Ergebnisqualität des marktwirtschaftlichen Wirtschaftens von im Wettbewerb stehenden Unternehmen. Insofern geht es einerseits um die klassische Frage der optimalen Regulierung der Märkte zur Förderung der Gewährleistung der Erzeugung hoher Versorgungsqualität im Lichte des Verbraucherschutzes, insofern man sich von ideologischen Visionen des souveränen Konsumenten verabschiedet, weil (modern gesprochen: institutionenökonomisch gesehen) Märkte soziale Machtgebilde sind, wo das Angebot, theoretische Details hier einklammernd, oftmals die Nachfrage dominiert. Hier wurzelt die Praxis der Qualitätsmanagements im Pflegesektor. Dies ist nur „dem Grunde nach" gemeint; eine kritische Bilanzierung des faktischen Qualitätsmanagements bleibt hier ausgespart. In diesem Lichte gilt der begründete Verdacht auf Versagen der Märkte bei Abwesenheit von Regulierung. Aber auch ein Versagen des Qualitätsmanagements als Teil eines „Staatsversagens" ist diskutabel.

Marktversagen konfrontiert uns ferner mit hoher Pfadabhängigkeit der Barrieren in Richtung auf eine transsektorale, an den Schnittstellen unbrüchige, multiprofessionelle Vernetzung im Sinne von Integrationsversorgung (vgl. § 140a SGB V i. v. m. § 92b SGB XI), SGB V und SGB XI vor dem Hintergrund der vom BTHG anvisierten Neuordnung von SGB IX und XII integrierend.

Diese Denkweise der Marktregulierung ist jedoch nur ein, wenngleich zentraler Aspekt, der zu betonen ist. Der Diskurs ist breiter oder sollte breiter bzw. offener sein. Meine These lautet: Von (transnationalen) Kapitalanlegerpraktiken des „rentenkapitalistischen", also auf Dividendenmaximierung hin motivierten Shareholder Value-Modells ist eine unmittelbare Hinwendung zur Lebensqualität des Wohnens in Settings stationärer Langzeitpflege nicht zu erwarten. Eine investitionslenkende Einbindung in die Empfehlungspraxis z. B. kommunaler Pflege-Gesundheits-Teilhabe-Konferenzen ist kaum zu erwarten. Damit ist die Idee und Praxis einer sozialraumorientierten Pflegestrukturplanung gefährdet.

Über die Theorie der optimalen Regulierung der Branche hinaus geht es um das gesellschaftspolitische Postulat der Notwendigkeit einer Unternehmenstypenvielfalt als Element der Wirtschafts- und Sozialordnung.

Kapitalistisches Wirtschaften meint Verselbstständigung des Gewinnmaximierungsstrebens unter Verzicht auf substanzielle Diskurse, *WAS wir warum* eigentlich („gute Pflege", Lebensqualität als Outcome guter Pflege: also „gutes Leben" im Wohnsetting usw.) haben wollen und *WIE wir* dies (z. B. mit Bezug auf die Geschäftsmodelle, der Arbeitsbedingungen etc.) erwirtschaften wollen. Deswegen ist eine Debatte um die Dominanz des Sachzielprinzips (Bedarfsdeckungsprinzip) des Wirtschaftens wichtig. Und weiter: Mit welchen Unternehmenstypen kann dieses Ziel erreicht werden: private Erwerbswirtschaft versus Gemeinwirtschaft!?

In beiden Segmenten gibt es „solche und solche", „Gute und Böse". Dennoch ist es im Rahmen einer (sog. morphologischen Unternehmenstypenlehre) *nicht* logisch zwingend, *nur im Fall* von Gemeinwirtschaft in öffentlicher (kommunale Daseinsvorsorgeunternehmen), freier (frei-gemeinnützige Unternehmen) und (nicht erwerbswirtschaftlich orientierter) genossenschaftlicher Trägerschaft eine Dominanz der Sachzielorientierung zu erwarten – auch gemeinwirtschaftliche Unternehmen können zum „kapitalistischen Geist" konvertieren. Es geht um die Unternehmenstypenvielfalt und deren Bildung (Ermöglichung) und Regulierung.

Dennoch muss die verfassungsrechtlich mögliche Perspektive eines stärkeren Engagements der Kommune in der Sicherstellung der Gewährleistung der sozialen (gesundheitlichen, pflegerischen, wohnbezogenen) Angebotsinfrastruktur aufgegriffen werden. Wenn von den Leistungsanbietern die Versorgung nicht in gewünschter Weise garantiert wird, fällt der Sicherstellungsauftrag zurück auf den Staat (Land und Kommunen) und seinen staatsmittelbaren Körperschaften des öffentlichen Rechts in Selbstverwaltung (Sozialversicherungen). Die in der Öffentlichkeit aufgekommene Debatte um regulative Begrenzung des Renditemaximierungsstrebens validiert diese Diskussions- und Analyserichtung.

Auch Gemeinnützigkeit ist auf Gewinnerwirtschaftung hin ausgerichtet, aber eben nur als Mittel zum Zweck: nämlich definiert als Finanzierung der bedarfsgerechten „Versorgungsaufgabe" als zeitnahe, satzungsgemäße Gewinnverwendung gemäß deutschem (europarechtlich anerkanntem) Steuerfreigemeinnützigkeitsrecht. Aus unternehmenswirtschaftsethischen Erwägungen heraus müssen ferner auch die kulturellen Bedingungen der Erwirtschaftung von Gewinnen akzeptabel sein. Gemeint sind nach innen hin die Arbeitsbedingungen als Ausdruck „guter Führung" und nach außen hin die Sozialraumorientierung als Achtung und Wertschätzung der lokalen/regionalen Umwelten.

Die Diskussion zeigt, dass die marktliberale „Philosophie" des Strickmusters des SGB XI bei seiner Einführung ein Kardinalfehler war: Wettbewerb mag sinnvoll sein, aber die wettbewerbliche Angebotslandschaft muss im Rahmen einer Pflegestruktur„planung" choreographiert werden. Stakeholderorientierte Governance als Steuerung meint hierbei etwas durchaus anderes als autoritative, hierarchische, zentralistische *top-down*-Planung. Vielmehr muss Platz für dialogische Verfahren der Zielfindung und der Implementationspraktiken sein. Damit sind auf kommunaler Ebene effektive Konferenzkulturen angesprochen. Das verweist auch auf die Suche nach effektiven Mechanismen der Innovations„inkubation", sodann aber auch auf Skalierungsfragen: Wann ist eine Innovation eine Innovation? Wie messen wir Innovativität?

Der Fachkräftemangel könnte als Hemmnis für eine längerfristige Investitionsbereitschaft der Träger sein. Bettenkapazitäten sind im Rahmen der WTG der

Länder gekoppelt an Fachkräftequoten. Unplausibel ist das nicht, wenn man sich die neuere Entwicklung des Abbaus von Notfallversorgungskapazitäten in Akutkrankenhäusern anschaut, die mit Fachkräftemangel begründet wird. Vielleicht ist die Investitionsbereitschaft auch nur abwartend in Stagnation, weil der Diskurs auf die Forschungsergebnisse wartet, die wohnortunabhängig eine Neuregelung der Personal(mix)berechnung auf personenzentrierter und somit individualisierter Basis fundieren werden.

Vielleicht sollte die Politik der leistungsrechtlich verantwortlichen Kostenträger kleinräumig auch Achtsamkeit walten lassen mit Blick auf eine polyvalente Nutzungsstrukturpotenziale der Wohnanlagen, falls Nachfrageveränderungen (städtisch/ländlich) Umnutzungen (Studierendenwohnen in Städten z. B.) notwendig machen. Die Zusammenhänge können auch nochmals ganz anders diskutiert werden, wenn man sich hierzu dem Thema der De-Institutionalisierung (Sozialraumöffnung) und Hybridbildung durch „Stambulantisierung" als Fachkräfteanreiz zuwendet. Die Kausalität kann demnach auch andersherum diskutiert werden. Attraktive Arbeitsbedingungen neuer „hybrider" Wohnsozialgebilde (weder rein „ambulant" noch rein „stationär") jenseits der ambulanten Pflege im Kontext privater Häuslichkeit einerseits und der traditionellen Form der Heimstrukturen andererseits – also „stambulant" jenseits des wohnmorphologisch überholten § 3 SGB XI – sind eine Determinante der nachhaltigen Fachkräftegewährleistung.

Die Differenzierung der Wohnformen im Alter verändert die Sektorökonomik (auf der Seite des Investitionsverhaltens und auf der Seite des Arbeitsangebotsverhaltens). Hier könnte es (stakeholderorientiert argumentiert) zu einer Win-Win-Situation der Nutzenentwicklung aus der Sicht der Wohnsettingsuchenden als Grundlage (Ankerfunktion) von Pflegearrangements, der Investoren und der Arbeitnehmer*innen kommen. Der Wohnwandel wird über die alternativen Formen der Caring Community-gestützten privaten Häuslichkeiten, der (freien) Wohngemeinschaften, der Hausgemeinschaften und der Tagespflege hinaus voranschreiten.

Damit zeichnet sich am Horizont eine neue Wohnkulturlandschaft im Alter – eingebettet in das jeweilige Gemeindeleben – ab. Diese Landschaft sollte nicht von einem primitiven Kapitalismus behaust werden.

Anhang

Anhang 1[107]

Strukturgleichheit von Rawlsianischen Pareto-Lösungen und Kantischen Sittengesetz

Das in der Wohlfahrtsökonomik verbreitete Pareto-Prinzip besagt, eine Wohlfahrtsveränderung sei dahingehend durch Aufteilung zusätzlicher Ressourcen (etwa resultierend aus dem Sozialproduktwachstum) zu verwirklichen, dass sich zumindest eine Person (oder eine soziale Gruppe) verbessert, ohne *dass dadurch* eine andere Person (oder soziale Gruppe) verschlechtert wird:

$$\partial SW/\partial U_i \geq 0 \ \textit{für alle i.}$$

Die Wohlfahrtsfunktionen der Personen/sozialen Gruppen sind also interdependent.

Negative Externalitäten drücken sich dann in dieser Wohlfahrtsinterdependenz dergestalt aus, dass sich gerade eine Person/soziale Gruppe *dadurch* in der Wohlfahrtsposition verbessert, indem dadurch andere Personen/soziale Gruppen schlechter gestellt werden. Ich unterscheide also SW(i – j) und SW(j): Negative Externalitäten liegen vor, wenn

$$\partial SW(i - j) \geq 0 \ \textit{und} \ \partial SW\,(j) < 0.$$

Es gilt also, dass $\partial SW/\partial U < 0$ ist für die Teilgruppe j, für den Rest (Mehrheit: i – j) mag dagegen gelten:

---

107 Entnommen aus *Schulz-Nieswandt* 2017, Anhang 1, S. 179–181.

© Springer Fachmedien Wiesbaden GmbH, ein Teil von Springer Nature 2020
F. Schulz-Nieswandt, *Der Sektor der stationären Langzeitpflege im sozialen Wandel*,
Vallendarer Schriften der Pflegewissenschaft 5, https://doi.org/10.1007/978-3-658-28757-3

$$\partial SW/\partial U \geq 0.$$

Es lässt sich sogar zeigen, dass dieses ökonomische Wohlfahrtskriterium analog zum Sittengesetz in der Tradition von Immanuel Kant (1724–1804) zu verstehen ist. Modern, psychologisch und soziologisch im Lichte empathiefundierter sozialer Interaktion reformuliert: Handle so, dass du in die Maxime deines Handelns auch dann noch einwilligen kannst, wenn du dich in die Rolle derer versetzt, die von deinem Handeln betroffen sind.

Als „goldene Regel" ist dieses Sittengesetz als normative Grammatik sozialen Miteinanders und der dialogischen Begegnung im zwischenmenschlichen Bereich seit der „Achsenzeit" der hochkulturellen Weltreligionen, also lange bevor das „moderne" Gewissen, wobei es auch (mittelalterliche) „missing links" zwischen (vorchristlichem) Altertum und Neuzeit geben mag, entstand, universal verbreitet.

Eigentlich setzt das Pareto-Prinzip demnach Einstimmigkeit voraus: j = 0. Zu hohe Transaktionskosten können es aber schwierig machen, Entscheidungsfindungsprozesse bis zur Einstimmigkeit zu treiben. Daher besteht das Optimierungsproblem darin, die Konsensfindungskosten und die Präferenzfrustrationskosten (der letztendlich in der Entscheidung nicht berücksichtigten/übergangenen Interessen) gemeinsam zu minimieren. Das Ergebnis bleibt – aus der Sicht einer Komparatistik institutioneller Designs betrachtet – immer (relativ) unvollkommen.

Das Pareto-Prinzip setzt sich von einer älteren utilitaristischen Tradition der Maximierung der sozialen Wohlfahrt

$$SWF = SFW \ (\Sigma U_i) \rightarrow max!$$

ab, in der die individuellen Nutzen durch Addierung (also summativ) aggregiert worden sind. Ganz offensichtlich ist dies ethisch nicht haltbar: Jegliche Form massiver (bis zur Tötung gehender) negativer Externalitäten wäre legitim, wäre der quantifizierte Nutzen der Bessergestellten (und damit die aggregierte soziale Wohlfahrt) höher/größer als der Nutzenverlust der schlechter gestellten Personen:

$$\partial SW(i - j) > \partial SW \ (j).$$

Allerdings übergeht das Pareto-Prinzip das Fairness-Problem der wachsenden relativen Ungleichheit (Theorem der relativen Deprivation). Aus sozialpsychologischer Sicht verletzt die Besserstellung der ohnehin Bessergestellten bei Konstanz (nicht Absenkung!) des Wohlstandsniveaus der Schlechtgestellten das Gebot sozialer Fairness. Dies wäre der Fall, wenn mit Blick auf U_A und U_B gilt:

$$\alpha > \beta \ und \ \beta \neq 0,$$

vorausgesetzt, dass ausgegangen wird von der Optimierungsgröße

$$(U^*_A - U_A)^\alpha \ (U^*_B - U_B)^\beta.$$

wenn also β nicht größer als 0 ist. Eine *win-win*-Situation setzt dagegen voraus: α > 0 und β > 0, möglich aber ist, dass $\alpha \neq \beta$ ist. Eine Alternative wären Lösungen entsprechend der Rechtsphilosophie von John Rawls (1921–2002): Rawls-Lösungen (*Rl*) sind immer Teilmengen der Pareto-Lösungen (*Pl*), aber nicht alle Pareto-Lösungen sind auch Rawls-Lösungen:

Alle **Rl** sind **Pl**, aber nicht alle **Pl** sind **Rl**.

Anders ausgedrückt: Rawls präferiert *win-win*-Situationen, in der auch der Schlechtgestellte in den Sog des sozialen und/oder wirtschaftlichen Fortschritts kommt.

Dies entspricht auch dem Denken der *sozialen* Marktwirtschaft des europäischen Verfassungsvertragsrechts.

Anhang 2: Die Hypothesen im Überblick

Tiefenhypothese im Hintergrund der Haupthypothese: Analog zur Erosion des öffentlichen Wirtschaftens infolge des Aufstiegs der Gemischtwirtschaftlichkeit aufgrund des öffentlichen Kapitalmangels wird die Idee der Sorgearbeit am und mit dem *homo patiens* prostituiert zum Feld der Kapitalanlagepraktiken.

Hauptthese, die sich aus der Hintergrundshypothese ableitet: Die beobachtbare Marktentwicklung des stationären Sektors indiziert eine Kapitalisierung, die den Weg in eine inklusive Welt des normal(isiert)en Wohnens im Alter des *homo patiens* erschweren wird.

Gegenläufige Trendhypothese: Die weitere Zunahme von Selbstbestimmung und Teilhabe ist gekoppelt an der Diversifizierung der Wohnformen im Alter, die einen *spill-over*-Effekt auslösen wird/kann auf die weitere Dynamik der De-Institutionalisierung. Dabei werden sich vor allem Hybridgebilde herauskristallisieren (können).

Folgerungshypothese: Zum Seelenheil des Schuldgefühls der Gesellschaft als Beobachter dieses Geschehensprozesses wird, mit dem klassischen ORDO-Liberalismus des autoritativ starken Staates zur Pflege der ansonsten freien Marktwirtschaft kompatibel, eine bürokratische Regulationskultur zur Zivilisierung des Kapitalismus ordnungsrechtlich in der Tradition des alteuropäischen *policey*-lichen Verwaltungslehre aufgelegt, die an der eigentlichen Grammatik des sozialen Geschehens vorbeigeht, aber ihre eigene Logik des Wachstums entfaltet.

Literatur

ADORNO Th W (Hrsg) (1969) Spätkapitalismus oder Industriegesellschaft? Verhandlungen des 16. Deutschen Soziologentages. Enke, Stuttgart.

ARON R (1964) Die industrielle Gesellschaft. Fischer, Frankfurt am Main

ASELMEIER L (2007) Community Care und Menschen mit geistiger Behinderung. VS, Wiesbaden.

ASSLÄNDER M S (Hrsg) (2011) Handbuch Wirtschaftsethik. Metzler, Stuttgart – Weimar.

BACHELARD G (1987) Poetik des Raumes. Fischer, Frankfurt am Main

BANGERT CHR (Hrsg) (2010) Finanzierung von Sozialimmobilien. Lambertus, Freiburg i. Br.

BANK FÜR SOZIALWIRTSCHAFT (2012) Hayer J, Kunstmann F & Sobottke M BFS-Marktreport Pflege 2012. Pflegeheime unter Druck. Bank für Sozialwirtschaft, Köln.

BANK für SOZIALWIRTSCHAFT (2012) Hayer J & Sobottke M BFS-Report. Erfolgsfaktor Kapital in der Sozialwirtschaft. Bank für Sozialwirtschaft.

BATESON G (1985): Ökologie des Geistes. 12. Aufl. Suhrkamp, Frankfurt am Main.

BAUMANN Z (2016) Die Angst vor dem Anderen. Ein Essay über Migration und Panikmache. 5. Aufl. Suhrkamp, Frankfurt am Main.

BAYERTZ K (2014) Der aufrechte Gang. Eine Geschichte des anthropologischen Denkens. Beck, München.

BBSR im BBR (Hrsg) (2016) InWis: Schaefer S u. a. Wohnungsgenossenschaften als Partner der Kommunen. BBSR/BBR, Bonn.

BECHER B & HASTEDT I (Hrsg) (2019) Innovative Unternehmen in der Sozial- und Gesundheitswirtschaft. Springer VS, Wiesbaden.

BECHTEL P u. a. (Hrsg) (2017) Pflege im Wandel – Eine Führungsaufgabe. 2., akt. u. erw. Aufl. Springer, Berlin.

BECKE G u. a. (Hrsg) (2016) Zusammen – Arbeit – gestalten. Soziale Innovationen in sozialen und gesundheitsbezogenen Dienstleistungen. Springer VS, Wiesbaden.

BECKER M (2014) Soziale Stadtentwicklung und Gemeinwesenarbeit in der Sozialen Arbeit. Kohlhammer, Stuttgart.

BECKER-LENZ R u. a. (Hrsg) (2016) Die Methodenschule der Objektiven Hermeneutik. Springer VS, Wiesbaden.

BERTESLMANNSTIFTUNG (Hrsg) (2016) Pflege kommunal gestalten. wegweiser-kommune. de. Ausgabe 2: 1–12.

© Springer Fachmedien Wiesbaden GmbH, ein Teil von Springer Nature 2020
F. Schulz-Nieswandt, *Der Sektor der stationären Langzeitpflege im sozialen Wandel*,
Vallendarer Schriften der Pflegewissenschaft 5, https://doi.org/10.1007/978-3-658-28757-3

BERTSCHI ST (2010) Im Dazwischen von Individuum und Gesellschaft. transcript, Bielefeld.
BINSWANGER L (2010) Drei Formen des missglückten Daseins. Verstiegenheit, Verschrobenheit, Manieriertheit. (1956). Reprint. De Gruyter, Berlin – New York.
BLECK Chr, RIESSEN A v & Knopp R (Hrsg) (2018) Alter und Pflege im Sozialraum. Springer VS, Wiesbaden.
BLECK Chr u. a. (2918) Sozialräumliche Perspektiven in der stationären Altenhilfe. Springer VS, Wiesbaden.
BLONSKI H (2012) Den Wandel gestalten. Change Management in Pflegeorganisationen. 2. Aufl. Mabuse, Frankfurt am Main.
BODE I, BRANDENBURG H & WERNER B (2014) Wege zu einer neuen Pflegeinfrastruktur. Eine Reformagenda für die Langzeitversorgung – ein Positionspapier. Pflege & Gesellschaft 19 (3): 268–275.
BODE I & VOGD W (Hrsg) (2016) Mutationen des Krankenhauses. Springer VS, Wiesbaden.
BODE I u a. (2011): Quasi-Marketisation in Domiciliary Care: Varied Patterns, Similar Problems? International Journal of Sociology and Social Policy 31 (3/4): 222–235.
BÖCHER O (2013) Dämonenfurcht und Dämonenabwehr. (1970). Kohlhammer, Stuttgart.
BÖGELMANN H, KEPPLER K & STÖVER H (Hrsg) (2010) Gesundheit im Gefängnis. Ansätze und Erfahrungen mit Gesundheitsförderung in totalen Institutionen. Juventa in Beltz, München – Weinheim/Basel.
BÖSL E (2015) Politiken der Normalisierung. Zur Geschichte der Behindertenpolitik in der Bundesrepublik Deutschland. transcript, Bielefeld.
BOGAI D (2017) Der Arbeitsmarkt für Pflegekräfte im Wohlfahrtsstaat. De Gruyter-Oldenbourg, Berlin – New York/München – Wien.
BOLTANSKI L (2015) Rätsel und Komplotte. Kriminalroman, Paranoia, moderne Gesellschaft. Suhrkamp, Frankfurt am Main.
BONNACKER M & Geiger G (Hrsg) (2018) Menschenrechte in der Pflege. Ein interdisziplinärer Diskurs zwischen Freiheit und Sicherheit. Barbara Budrich, Opladen.
BOOTH T und AINSCOW M (2017) Index für Inklusion. Beltz, Weinheim – Basel.
BORBOZA A (2009) Karl Mannheim. UVK, Konstanz.
BOSE K v (2017) Klinisch rein. Zum Verhältnis von Sauberkeit, Macht und Arbeit im Krankenhaus. transcript, Bielefeld.
BRACHMANN A (2011) Re-Institutionalisierung statt De-Institutionalisierung in der Behindertenhilfe. VS, Wiesbaden.
BRACHMANN B (2015) Behinderung und Anerkennung. Klinkhardt, Bad Heilbrunn.
BRÄUNLEIN P J (2012) Zur Aktualität von Victor W. Turner. VS, Wiesbaden.
BRANDENBURG H (2018) Die Forderungen nach einer besseren Altenpflege? Die Schwester/ Die Pflege 57 (5): 20–22.
BRANDENBURG H & GÜTHER H (2014) Was ist ein gutes Leben mit Demenz? Zeitschrift für medizinische Ethik 59: 95–105.
BRANDENBURG H & GÜTHER H (Hrsg) (2015) Gerontologische Pflege. Hogrefe, Bern.
BRANDENBURG H & KRICHELDORFF C (Hrsg) (2019) Multiprofessioneller Personalmix in der Langzeitpflege. Kohlhammer, Stuttgart.
BRANDENBURG H & SCHULZ-NIESWANDT F (2015) Auf dem Weg zu einer neuen Kultur der stationären Altenhilfe. In Brandenburg H, Güther H & Proft I (Hrsg) Kosten contra Menschlichkeit. Herausforderungen an eine gute Pflege im Alter. Grünewald, Ostfildern: 283–299.

BRANDENBURG H u. a. (Hrsg) (2018) Pflegewissenschaft 2. 3., vollst. überarb u. erw. Aufl. Hogrefe, Bern.

BRETSCHNEIDER F, SCHEUTZ M & WEISS A St (Hrsg) (2011) Personal und Insassen von „Totalen Institutionen" – zischen Konfrontation und Verflechtung. Leipziger Universitäts-Verlag, Leipzig.

BREUER F, MUCKEL P & DIERIS B (2009) Reflexive Grounded Theory. 4., durchges. u. akt. Aufl. Springer VS, Wiesbaden.

BRÖCKLING U (2017) Gute Hirten führen sanft. Über Menschenregierungskünste. 2. Aufl. Suhrkamp, Berlin.

BROWNE M N & KEELEY ST M (2004) Asking the right questions: a guide to critical thinking. 7. Aufl. Pearson Prentice Hall, Upper Saddle River, NJ.

BÜKER CHR & NIGGEMEIR M (2014) Tagespflege für ältere Menschen. Kohlhammer, Stuttgart.

BULKA Th (2015) Stimmung, Emotion, Atmosphäre. Phänomenologische Untersuchungen zur Struktur der menschlichen Affektivität. Mentis, Münster.

BUSEMEYER M u. a. (Hrsg) (2013) Wohlfahrtspolitik im 21. Jahrhundert. Neue Wege der Forschung. Campus, Frankfurt am Main – New York.

CANGUILHEM G (1974) Das Normale und das Pathologische, Hanser, München.

CASTRO VARELA D M & MECHERIL P (Hrsg) (2016) Die Dämonisierung der Anderen. transcript, Bielefeld.

CHRISTOV V (2016) Gemeinschaft und Schweigen im Pflegeheim. Mabuse, Frankfurt am Main.

CICOUREL A V (1974) Methode und Messung in der Soziologie, Suhrkamp, Frankfurt am Main.

CIOMPI L (2019) Affektlogik. Über die Struktur der Psyche und ihre Entwicklung. Carl-Auer, Heidelberg.

CIRKEL M (2017) Altersgerechte Quartiersentwicklung – Erfahrungen und Strategien. IAT (Hrsg) Forschung aktuell 1: 1–10.

CLASSEN K u. a (2014) Umwelten des Alterns. Kohlhammer, Stuttgart.

COMMODORE V R u. a. (2009) Quality of care in for-profit and not-for-profit nursing homes: systematic review and meta-analysis. BMJ 339: b2732.

CONFURIUS G (2017) Architektur und Geistesgeschichte. Der intellektuelle Ort der europäischen Baukunst. transcript, Bielefeld.

COORA M & KUMLEHN M (Hrsg) (2013) Lebensqualität im Alter. Gerontologische und ethische Perspektiven auf Alter und Demenz. Kohlhammer, Stuttgart.

COSER L A (1988) Ogburn, William F. In Bernsdorf W & Knospe H (Hrsg) Internationales Soziologenlexikon. Bd. 1. 2. Aufl. Enke, Stuttgart: 312 f.

COSER L A (2015) Gierige Institutionen. Soziologische Studien über totales Engagement. Suhrkamp, Frankfurt am Main.

COSTARIADIS C (1990) Gesellschaft als imaginäre Institution. 4. Aufl. Suhrkamp, Frankfurt am Main.

CROUCH C (2015) Die bezifferte Welt. Wie die Logik der Finanzmärkte das Wissen bedroht. 2. Aufl. Frankfurt am Main.

DACHSELT R (2003) Pathos. Tradition und Aktualität einer vergessenen Kategorie der Poetik. Winter, Heidelberg.

DAHRENDORF R (1979) Lebenschancen. Anläufe zur sozialen und politischen Theorie. Suhrkamp, Frankfurt am Main.

DAMMMAYR M (2019) Legitime Leistungspolitiken? Leistung, Gerechtigkeit und Kritik in der Altenpflege. Juventa in Beltz, München – Weinheim/Basel.

DANNEMANN R, PICKFORD H W & SCHILLER H-E (Hrsg) (2018) Der aufrechte Gang im windschiefen Kapitalismus. Springer VS, Wiesbaden.

DELITZ H (2011) Arnold Gehlen. UVK, Konstanz.

DELLWING M (2015) Zur Aktualität von Erving Goffman. Springer VS, Wiesbaden.

DEPNER A (2015) Dinge in Bewegung – zum Rollenwechsel materieller Objekte. Eine ethnographische Studie über den Umzug ins Altersheim. transcript, Bielefeld.

DEVEREAUX P J u. a. (2002) A systematic review and meta-analysis of studies comparing mortality rates of private for-profit and private non-for-profit hospitals. CMAJ 166 (11): 1399–1406.

DEVEREAUX P J u. a. (2004) Payments for care at private for profit and private not-for-profit hospitals: a systematic review and meta-analysis. CMAJ 170 (12): 1817–1824.

DEVEREUX G (1992) Angst und Methode in den Verhaltenswissenschaften. 3. Aufl. Suhrkamp, Frankfurt am Main..

DIERKSMEIER C, HÄMEL U & MANEMANN J (Hrsg) (2015) Wirtschaftsanthropologie. Nomos, Baden-Baden.

DIP (2014) Weidner F, Schulz-Nieswandt F u. a. Abschlussbericht zum Projekt „Regionale Fachkräftesicherung in den Pflegeberufen", erstellt im Auftrag des rheinland-pfälzischen Ministeriums für Arbeit, Soziales, Gesundheit und Demografie (MSAGD). DIP, Köln.

DIP (Isfort M u. a.) (2018) Pflege-Thermometer 2018. DIP, Köln.

DÖDING D u. a. (2016) Sozialimmobilien-Report 2016. Vincentz Network, Hannover.

DUX G (2017) Historisch-genetische Theorie der Kultur. 4. Aufl. Springer VS, Wiesbaden.

EBERLE Th (2007) Ethnomethodologie und Konversationsanalyse. In Schützeichel R (Hrsg) Handbuch Wissenssoziologie und Wissensforschung. UVK Verlagsgesellschaft, Konstanz: 139–160.

EIBL K (2009) Kultur als Zwischenwelt. Eine evolutionsbiologische Perspektive. Suhrkamp, Frankfurt am Main.

ELIAS N (1982) Über die Einsamkeit der Sterbenden in unseren Tagen. Humana conditio. Suhrkamp, Frankfurt am Main.

ELLARD C (2018) Psychogeografie. Wie die Umgebung unser Verhalten und unsere Entscheidungen beeinflusst. btb, München.

ENDRES J (Hrsg) (2017) Fetischismus. Suhrkamp, Berlin.

ENGARTNER T (2008) Die Privatisierung der Deutschen Bahn. Über die Implementierung marktorientierter Verkehrspolitik. VS, Wiesbaden.

ERHARD F & SAMMET K (Hrsg) (2018) Sequenzanalyse praktisch. Juventa In Beltz, München – Weinheim/Basel.

ERNST & YOUNG (2011) Lennartz P & Kersel H Stationärer Pflegemarkt im Wandel, Gewinner und Verlierer 2010. Ernst & Young, Köln.

ESPING-ANDERSEN G (1985) Politics against Markets. Princeton University Press, Princeton.

EURICH J u. a. (Hrsg) (2018) Gestaltung von Innovationen in Organisationen des Sozialwesens. Springer VS, Wiesbaden.

EVANS M & SCHEUPLAIN Chr (2019) Private-Equity-Investitionen im Pflegesektor: Relevanz, Dimensionen und Handlungserfordernisse. IAT Forschung Aktuell 08/2019. Gelsenkirchen.

EWALD F (1993) Der Vorsorgestaat. 2. Aufl. Suhrkamp, Frankfurt am Main.

FILITZ J E (2018) Masken im Altertum. Philipp von Zabern in WBG, Darmstadt.

FISCHER P u. a. (Hrsg) (2017) Angst und Furcht. Vandenhoeck & Rupprecht, Göttingen.

FISHER G u. a. (2016) Wie das Wohnumfeld die Lebensqualität beeinflusst. Schulz-Kirchner, Idstein.

FITZSIMONS P (2011) Governing the Self. A Foucauldin Critique of Managerialism in Education. Lang, New York.

FOUCAULT M (2007) Die Anormalen. 4. Aufl. Suhrkamp, Frankfurt am Main.

FREVERT U (Hrsg) (2019) Moral Economies. Vandenhoeck & Rupprecht, Göttingen.

FRIEDRICH D u. a. (2018) Unternehmerisches Wagnis in der stationären Pflege. medhochzwei, Heidelberg.

FRIESACHER H (2008) Theorie und Praxis pflegerischen Handelns. Begründung und Entwurf einer kritischen Theorie der Pflegewissenschaft. V&R unipress, Göttingen.

FRIESACHER H (2009) Ethik und Ökonomie. Zur kritisch-normativen Grundlegung des Pflegemanagements und der Qualitätsentwicklung. Pflege und Gesellschaft 14 (1): 5–23.

FRIESACHER H (2011) „Vom Interesse an vernünftigen Zuständen …". Bedeutung und konstitutive Elemente einer kritischen Theorie der Pflegewissenschaft. Pflege 24 (6): 373–388.

FRISCH M (2011) Homo faber. Ein Bericht. Suhrkamp, Frankfurt am Main.

FUHRMANN U (2017) Die Entstehung der „Sozialen Marktwirtschaft" 1948/49. Eine historische Dispositivanalyse. UVK, Konstanz.

FUNKE D (2006) Die dritte Haut. Psychoanalyse des Wohnens. Psychosozial-Verlag, Köln.

FUSSEK C & SCHOBER G (2019) Es ist genug! Auch alte Menschen haben Rechte. Droemer, München.

GANSS M & NARR B (Hrsg) (2018) Alt und Jung im Pflegeheim. Intergenerative Projekte in der stationären Altenhilfe. Mabuse, Frankfurt am Main.

GEBHARD G, GEISLER H & SCHRÖTER ST (Hrsg) (2009) Von Monstern und Menschen. Begegnungen der anderen Art in kulturwissenschaftlicher Perspektive. transcript, Bielefeld.

GERAEDTS M u. a. (2016) Verhältnis zwischen Qualität, Preis und Profitorientierung deutscher Pflegeheime. Z. Evid. Fortbild. Qual. Gesundheith.wesen (ZEFQ) 112: 3–10.

GEIMER A, AMLING ST & BOSANCIC S (Hrsg) (2019) Subjekt und Subjektivierung. Springer VS, Wiesbaden.

GOFFMAN E (1961) Asyle. Über die soziale Situation psychiatrischer Patienten und anderer Insassen. Suhrkamp Verlag, Frankfurt am Main.

GOFFMAN E (1980) Rahmen-Analyse. Ein Versuch über die Organisation von Alltagserfahrungen. 10. Aufl. Suhrkamp, Frankfurt am Main.

GRABER-DÜNOW M (2016) Pflegeheime am Pranger. Mabuse, Frankfurt am Main.

GRABOWSKI DC u. a. (2014) Culture Change and Nursing Home Quality of Care. The Gerontologist 54 (S1 Supplement): 35–45.

GRASEKAMP G (2017) Binäre Codierung und das System der Krankenbehandlung. Velbrück, Weilerswist.

GRIESSHAMMER R & BROHMANN B (2016) Wie Transformationen und gesellschaftliche Innovationen gelingen können. Nomos, Baden-Baden.

GRIMMER B (2018) Folgsamkeit herstellen. Eine Ethnographie der Arbeitsvermittlung im Jobcenter. transcript, Bielefeld.

GROS L (2019) Praxeologie der Politik. Die politische Theorie Pierre Bourdieus. Springer VS, Wiesbaden.

GRUBENDORFER Chr (2016) Einführung in systemische Konzepte der Unternehmenskultur. Carl-Auer, Heidelberg.

GRZESIOK S (2018) Bündnisse für Wohnen im Quartier. Ein Format integrierter und kooperativer Quartiersentwicklung. Springer VS, Wiesbaden.

GÜNZEL ST (2018) Raum. Eine kulturwissenschaftliche Einführung. transcript, Bielefeld.

GÜTHER H (2018) Anerkennungskonflikte in der Gerontologischen Pflege. Springer, Wiesbaden.

GWS (2016) Struktur des Pflegemarktes in Deutschland und Potenziale seiner Entwicklung. Kurzfassung der Studie im Auftrag des Bundesministeriums für Wirtschaft und Energie. Osnabrück.

HABERMAS J (1968) Technik und Wissenschaft als „Ideologie". Suhrkamp, Frankfurt am Main.

HÄMEL K (2012) Öffnung Engagement. Altenpflegeheime zwischen staatlicher Regulierung, Wettbewerb und zivilgesellschaftlicher Einbettung. VS, Wiesbaden.

HÄUSSERMANN H & SIEBEL W (1995) Dienstleistungsgesellschaften. Suhrkamp, Frankfurt.

HAHN W (2011) Eine neues Zuhause? Eine ethnographische Studie in einem Altenpflegeheim. Lang, Frankfurt am Main.

HANK K, SCHULZ-NIESWANDT F, WAGNER M & ZANK S (Hrsg) (2018) Alternsforschung. Handbuch für Wissenschaft und Praxis. Nomos, Baden-Baden.

HANSMANN H B (1980) The Role of Nonprofit Enterprise. The Yale Law Journal 89 (5): 835–901.

HARBUSCH M (2018) Eine Poetik der Exklusion. Narrative irritierter Zugehörigkeit. Springer VS, Wiesbaden.

HARRINGTON C u. a. (2012) Nurse staffing and deficiencies in the largest for-profit-nursing home chains and chains owned by private equity companies. Health Serv Res 47: 106–128.

HARRINGTON C u. a. (2015) Hidden profits, and Poor Nursing Home Care: A Case study. Int J Health Serv 45 (4): 779–800.

HEEG S & BÄUERLE K (2011a) Freiräume. Gärten für Menschen mit Demenz. 3. Aufl. Mabuse, Frankfurt am Main.

HEEG S & BÄUERLE K (2011b) Heimat für Menschen mit Demenz. Internationale Entwicklungen im Pflegeheimbau. Mabuse, Frankfurt am Main.

HEGER D u. a. (2017) Pflegeheim Rating Report 2017. medhochzwei, Heidelberg.

HEIM T (2013) Metamorphosen des Kapitals. trancript, Bielefeld.

HEINRICHS H-J (Hrsg) (2018) Das Fremde verstehen. Gespräche über Alltag, Normalität und Anormalität. Psychosozial-Verlag, Köln.

HEINZE G (2018) Gewisse Sorge. sgp Report 1 (8): 12–13.

HENNIG M & KOHL St (2011) Rahmen und Spielräume sozialer Beziehungen. Zum Einfluss des Habitus auf die Herausbildung von Netzwerkstrukturen. VS, Wiesbaden.

HERGESELL J u. a. (Hrsg) (2018) Innovationsphänomene. Springer VS, Wiesbaden.

HERREROS F (2004) The Problem of Forming Social Capital. Why Trust? Palgrave Macmillan, US, Washington, DC.

HERRMANN St K, KRÄMER S & KUCH H (Hrsg) (2007) Verletzende Worte. Die Grammatik sprachlicher Missachtung. transcript, Bielefeld.

HILDENBRAND B (2019) Klinische Soziologie. Ein Ansatz für absurde Helden und Helden des Absurden. 2., völlig überarb. u. erw. Aufl. Springer VS, Wiesbaden.

HIRSCH M (2006) Das Haus. Symbol für Leben und Tod, Freiheit und Abhängigkeit. Psychosozial-Verlag, Köln.

HITZLER A (2011) Aushandlung ohne Dissens? Praktische Dilemmata der Gesprächsführung im Hilfeplanungsgespräch. VS, Wiesbaden.

HITZLER R, LEUSCHNER C I & MÜCHER F (2013) Lebensbegleitung in Haus Königsborn. Konzepte und Praktiken in einer Langzeitpflegeeinrichtung für Menschen mit schweren Hirnschädigungen. Juventa in Beltz, München – Weinheim/Basel.

HOCHREITER G (2011) Choreografien von Veränderungsprozessen. Die Gestaltung von komplexen Organisationsentwicklungen. Carl-Auer, Heidelberg.

HONNETH A (2018) Anerkennung. Eine europäische Ideengeschichte. Suhrkamp, Berlin.

HOOSE F, BECKMANN F & SCHÖNAUER A-L (Hrsg) (2017) Fortsetzung folgt. Kontinuität und Wandel in Wirtschaft und Gesellschaft. Springer VS, Wiesbaden.

HORMANN O (2013) Das soziale Netz der Familie. Eine Praxeologie familiärer Hilfebeziehungen. Springer VS, Wiesbaden.

HORN A, KLEINA Th & SCHAEFFER D (Hrsg) (2019) Gesundheitsförderung in der (stationären) Langzeitversorgung. Juventa in Beltz, München – Weinheim/Basel (i. E.).

HOWALDT J & JACOBSEN H (Hrsg) (2010) Soziale Innovation. Springer VS, Wiesbaden.

HOWALDT J & SCHWARZ M (2010) „Soziale Innovation" im Fokus. transcript, Bielefeld.

HOWALDT J, KOPP R & SCHWARZ M (2014) Zur Theorie sozialer Innovationen. Juventa in Beltz, München – Weinheim/Basel.

HUXLEY A (2011) Schöne neue Welt. Ein Roman der Zukunft. (1932). Fischer, Frankfurt am Main.

HUXLEY P (2015) Introduction to "Indicators and Measurement of Social Inclusion". Social Inclusion 3 (4): 50–51.

IMMER N & VAN MARWYCK M (Hrsg) (2014) Ästhetischer Heroismus. Konzeptionelle und figurative Paradigmen des Helden. transcript, Bielefeld.

JACOBS K u. a. (Hrsg) (2015) Pflege-Report 2015. Pflege zwischen Heim und Häuslichkeit. Schattauer, Stuttgart – New York.

JACOBS K u. a. (Hrsg) (2018) Pflege-Report 2018. Qualität in der Pflege. Springer, Berlin.

JACOPS E-M & ROTHKEGEL A (Hrsg) (2013) Perspektiven auf Stil. De Gruyter, Berlin – New York.

JANKÉLÉVITCH A (2012) Die Ironie. Suhrkamp, Frankfurt am Main.

JÜSTER M (2015) Die verfehlte Modernisierung der Freien Wohlfahrtspflege. Nomos, Baden-Baden.

JUNGEN D & MEYER L (2018) Markt in Fahrt. In Häusliche Pflege (12): XXXX.

KALLFASS S (Hrsg) (2016) Altern und Versorgung im nachbarschaftlichen Netz eines Wohnquartiers. Zur Kooperation eines Altenhilfeträgers und einer Wohnbaugenossenschaft bei der quartiersbezogenen Gemeinwesenarbeit. Springer VS, Wiesbaden.

KALTENEGGER J (2016) Lebensqualität in stationären Pflegeeinrichtungen fördern. Kohlhammer, Stuttgart.

KAREN G (2019) Alterität. Das Verhältnis von Ich und dem Anderen. Fink, Paderborn.

KDA (Hrsg) (2011) KDA-Quartiershäuser. Sozialraumorientierung als Kernbaustein Pro-Alter: 43 (5). KDA, Köln.

KDA (Hrsg) (2014) Wohnatlas. Rahmenbedingungen der Bundesländer beim Wohnen im Alter. 2 Bde. KDA; Köln.

KDA & PROGNOS (Hrsg) (2018) Modellprogramm zur Weiterentwicklung neuer Wohnformen nach § 45f SGB XI. Konzeptionelle Grundlagen und methodische Vorgehensweise der wissenschaftlichen Begleitung. Freiburg – Köln.

KELLER R (2012) Das interpretative Paradigma. VS, Wiesbaden.

KLAUSNER M (2015) Choreografien psychiatrischer Praxis. Eine ethnografische Studie zum Alltag in der Psychiatrie. transcript, Bielefeld.

KLIE TH & ARND ST (Hrsg) (2018) Arbeitsplatz Langzeitpflege. medhochzwei, Heidelberg.
KLIE Th u. a. (2017) Ambulant betreute Wohngruppen. Abschlussbericht, gefördert durch das BMG. Berlin: BMG.
KLÖPPNER M, KUCHENBACH M & SCHUMACHER L (2017) Fachkräftemangel im Pflegesektor. Springer.
KOCH-STRAUBE U (2002) Fremde Welt Pflegeheim. Eine ethnologische Studie. 2. Auflage. Huber, Bern.
KÖNIG B (2004) Stadtgemeinschaften: das Potential der Wohnungsgenossenschaften für die soziale Stadtentwicklung. Edition Sigma, Berlin.
KÖSTLER U (2018) Seniorengenossenschaften. Ein morphologischer Überblick zu gemeinwirtschaftlichen Gegenseitigkeits-Gebilden der sozialraumorientierten Daseinsvorsorge. Nomos, Baden-Baden.
KÖSTLER U & SCHULZ-NIESWANDT F (2010) Genossenschaftliche Selbsthilfe von Senioren. Motive und Handlungsmuster bürgerschaftlichen Engagements. Kohlhammer, Stuttgart.
KOLLER P & HIEBAUM CHR (Hrsg) (2016) Jürgen Habermas: Faktizität und Geltung. De Gruyter, Berlin – New York.
KOLNAI A (2007) Ekel Hochmut Haß. Zur Phänomenologie feindlicher Gefühle. 2. Aufl. Suhrkamp, Frankfurt am Main.
KOPF H u. a. (Hrsg) (2015) Soziale Innovationen in Deutschland. Springer VS, Wiesbaden.
KOSELLECK R (1973) Kritik und Krise. Eine Studie zur Pathogenese der bürgerlichen Welt. Suhrkamp, Frankfurt am Main.
KRAIS B & GEBAUER G (2017) Habitus. 7. Aufl. transcript, Bielefeld.
KREMER-PREISS U (2018) Wohnen im Alter. Entwicklungen auf dem richtigen Weg? ProAlter 50 (3): 8–11.
KREMER-PREISS U & HACKMANN T (2018) Zwischenbilanz: Modellprogramm zur Weiterentwicklung neuer Wohnformen. ProAlter 50 (1): 38–40.
KREMER-PREISS U & MEHNERT Th (2019) Quartiers-Monitoring. Medhochzwei, Heidelberg.
KREMER-PREISS U, MEHNERT Th & KLEMM B (2019) Betreutes Wohnen. Entwicklungsstand und Anforderungen an eine zukunftsgerechte Weiterentwicklung. Ergebnisse einer empirischen Studie. Medhochzwei, Heidelberg.
KRISCH M (2018) Die Verräumlichung des Evangeliums im Geist des Kapitalismus. Wiesbaden: Springer.
KROMREY H (2013) Empirische Sozialforschung. 10. Aufl. VS, Wiesbaden.
KRUSE A (Hrsg) (2010) Lebensqualität bei Demenz? AKA, Berlin.
KRUSE A (2017) Lebensphase hohes Alter. Verletzlichkeit und Reife. Berlin: Springer, Berlin.
KÜHNE O (2017) Zur Aktualität von Ralf Dahrendorf. Springer VS, Wiesbaden.
KUEHS W (2015) Mythenweber. Soziales Handeln und Mythos. Springer VS, Wiesbaden.
KUHLMANN C, MOGGE-GROTJAHN H und BALZ H-J (2018) Soziale Inklusion. Theorien, Methoden, Kontroversen. Kohlhammer, Stuttgart.
KURZ H D (2018) Das Gespenst der säkularen Stagnation. Ein theoriegeschichtlicher Streifzug. Metropolis, Marburg.
LAG Sozial Brennpunkte Niedersachsen e. V. (2018) Kooperationen im Quartier. Pfade des Gelingens. Stiftung Mitarbeit, Bonn
LANG H (2010) Systeme der Wirtschaftsethnologie. Reimer, Berlin.

LAUSTER J u. a. (Hrsg) (2013) Rudolf Otto. Theologie – Religionsphilosophie – Religions-geschichte. De Gruyter, Berlin – New York.

LEHN D v (2015) Harold Garfinkel. UVK, Konstanz.

LEMPERT W (2011) Soziologische Aufklärung als moralische Passion: Pierre Bourdieu. 2., akt. Aufl. VS, Wiesbaden.

LÖWITH K (2016) Das Individuum in der Rolle des Mitmenschen. 2. Aufl. Alber, München – Freiburg i. Br.

MANZEI A & SCHMIEDE R (Hrsg) (2014) 20 Jahre Wettbewerb im Gesundheitswesen. Theoretische und empirische Analysen zur Ökonomisierung von Medizin und Pflege. Springer VS, Wiesbaden.

MARGALIT A (2012) Politik der Würde. Über Achtung und Verachtung. 2. Aufl. Suhrkamp, Frankfurt am Main.

MASON P (2018) Postkapitalismus. Grundrisse einer kommenden Ökonomie. Suhrkamp, Berlin.

MASON P (2019) Klare, lichte Zukunft. Eine radikale Verteidigung des Humanismus. Suhrkamp, Berlin.

MATERNE J & WITTEL T (2017) Ausbruch aus dem Habitus. Interpretation und Anwendung der Konzepte der Theorie und Praxis für das Change Management. Cuvillier, Göttingen.

MATTHES J (2014) Framing. Nomos, Baden-Baden.

MAU ST (2017) Das metrische Wir. Über die Quantifizierung des Sozialen. 3. Aufl. Suhr-kamp, Berlin.

MEHNERT Th & KREMER-PREISS U (2017) Handreichung Quartiersentwicklung. Med-hochzwei, Heidelberg.

MEIER S Chr (2015) Dabeisein, Mitmachen und Mitgestalten im Wohnheimalltag. Von der Selbstbestimmung zur Aktiven Partizipation Erwachsener mit intellektueller Be-einträchtigung. Lang, Frankfurt am Main.

MENNEL H-D (2016) Daseinsanalyse in der Psychiatrie: Zur Geschichte anthropologischer und biologischer Zugänge in der Nervenheilkunde. Medizinhistorische Mitteilungen. Zeitschrift für Wissenschaftsgeschichte und Fachprosaforschung 34 (2015): 157–167

MENNINGHAUS W (2002) Ekel. Theorie und Geschichte einer starken Empfindung. 4. Aufl. Suhrkamp, Frankfurt am Main.

MERLEAU-PONTY M (2003) Das Primat der Wahrnehmung. 5. Aufl. Suhrkamp, Frank-furt am Main.

MICHELL-AULI P & KREMER-PREISS U (2013) Quartiersentwicklung. KDA-Ansatz und kommunale Praxis. Medhochzwei, Heidelberg.

MICHELL-AULI P & SOWINSKI Chr (2012) Die 5. Generation. KDA-Quartiershäuser. medhochzwei, Heidelberg.

MIELECKI K v (2017) Grenzen des Vorrang s der ambulanten vor der stationären Pflege in der sozialen Pflegeversicherung. Duncker & Humblot, Berlin.

MOEBIUS St (2006) Marcel Mauss. UVK, Konstanz.

MÖLLER C (2005) Medizinalpolicey. Die Theorie des staatlichen Gesundheitswesens im 18. und 19. Jahrhundert. Klostermann, Frankfurt am Main.

MOHAN R (2018) Die Ökonomisierung des Krankenhauses. Eine Studie über den Wandel pflegerischer Arbeit. transcript, Bielefeld.

MONTAG STIFTUNG JUGEND UND GESELLSCHAFT (Hrsg) (2018) Inklusion ist machbar! Berlin, Deutscher Verein für öffentliche und private Fürsorge – Lambertus, Freiburg i. Br.

MUCHE C (2017) Organisationale Identitäten als Behinderung? Entwicklungsdynamiken im Feld der Behindertenhilfe. Juventa in Beltz, München – Weinheim – Basel.

MÜHLENKAMP H & SCHULZ-NIESWANDT F (2008) Öffentlicher Auftrag und Public Corporate Governance. In Schaefer Chr & Theuvsen L (Hrsg) Public Corporate Governance: Bestandsaufnahme und Perspektiven. Nomos, Baden-Baden: 26–44.

MÜLLER F (2019) Lebensqualität als Konflikt. Eine Ethnografie häuslicher Sterbebegleitung. Campus, Frankfurt am Main – New York.

MÜLLER S V & GÄRTNER C (Hrsg) (2016) Lebensqualität im Alter. Perspektiven für Menschen mit geistiger Behinderung und psychischen Erkrankungen. Springer VS, Wiesbaden.

NACHTWEY O (2009) Marktsozialdemokratie. Die Transformation von SPD und Labour Party. VS, Wiesbaden.

NARANJO C (2017) Charakter und Neurose. Eine integrative Sichtweise. Springer VS, Wiesbaden.

NEFIODOW L A (1996) Der Sechste Kondratieff – Wege zur Produktivität und Vollbeschäftigung im Zeitalter der Information, Rhein-Sieg-Verlag, St. Augustin.

NEUGEBAUER Chr u. a. (Hrsg) (2019) Netzwerke und soziale Innovationen. Springer VS, Wiesbaden.

NEUMAYR M & MEICHENNITSCH K (2011) Sind Non-Profit-Organisationen die Guten? Qualitätsunterschiede zwischen gemeinnützigen und gewinnorientierten Alten-Pflegeheimen. Kurswechsel (4): 75–85.

NIEDENZU H-J & BOHMANN G (2019) Zur Aktualität von Günter Dux. Springer VS, Wiesbaden.

NIEPHAUS Y (2018) Ökonomisierung. Diagnose und Analyse auf der Grundlage feldtheoretischer Überlegungen. Springer VS, Wiesbaden.

NOACK M (Hrsg) (2017) Empirie der Sozialraumorientierung. Juventa in Beltz, München – Weinheim/Basel.

NUSSBAUM M (2012) Gerechtigkeit oder das gute Leben. 7. Aufl. Suhrkamp, Frankfurt am Main.

NUSSBAUM M (2015) Fähigkeiten schaffen. Neue Wege zur Verbesserung menschlicher Lebensqualität. Alber, Freiburg i. Br. – München.

ÖZLÜ I (2017) Organisation und Interaktion in der organisierten Krankenbehandlung. Eine systemtheoretische Analyse der sozialen Systeme Organisation und Interaktionssystem im Kontext der organisierten Krankenbehandlung im Krankenhaus. Diss. Pflegewissenschaftlichen Fakultät der PTH Vallendar. Tectum, Marburg.

OPPIKOFER S & MAYOROVA E (2016) Lebensqualität im hohen Alter – theoretische Ansätze, Messmethoden und empirische Befunde. Pflege & Gesellschaft 21 (2): 101–113.

PALM G & BOGERT B (2011) Hausgemeinschaften. Ein Ausweg aus dem Irrweg für die stationäre Altenhilfe. Tectum, Marburg.

PAPENFUSS U & REICHARD CHR (Hrsg) (2016): Gemischtwirtschaftliche Unternehmen. Nomos, Baden-Baden.

PETER (1986) Wesen und Bedeutung des Bumerangs. Braunmüller, Wien.

PLATTNER St (1989). Economic Anthropology. Stanford University Press, Stanford, CA.

PLATZEK M & SCHNITGER M (2016) Demographie konkret – Pflege kommunal gestalten. BerteslmannStiftung, Gütersloh.

PLESCHBERGER S (2005) Nicht nur zur Last fallen. Sterben in Würde aus der Sicht alter Menschen in Pflegeheimen. Lambertus, Freiburg i. Br.

POTEMPA A (2017) Heuschreckendebatten. Beobachtungen zur kulturgeschichtlichen Karriere eines Insekts. Historisches Jahrbuch 137: 391–412.

RAAB J (2014) Erving Goffman. 2., überarb. Aufl. UVK, Konstanz.

RATH P (2018) Das Absurde als Normalität. Über die absurde Welt des ganz normalen Kapitalismus. Campus. Frankfurt am Main – New York.

RECK M (2015) Spitex – zwischen Markt und Staat. Hogrefe, Bern.

REDDY P (2012) Indikatoren der Inklusion. DIE, Bonn.

REICHERTZ J (2013) Die Abduktion in der qualitativen Sozialforschung. Springer VS, Wiesbaden.

RICHTER N (2014) Organisation, Macht, Subjekt. Zur Genealogie des modernen Managements. transcript, Bielefeld.

RITZ K (2012) Kulturbewusste Personalentwicklung in werteorientierten Unternehmen. Springer VS, Wiesbaden.

RÖLLI M & NIGRO R (Hrsg) (2017) Vierzig Jahre „Überwachen und Strafen". Zur Aktualität der Foucault'schen Machtanalyse. transcript, Bielefeld.

RÖSE K M (2017) Betätigung von Personen mit Demenz im Kontext Pflegeheim, Hogrefe, Göttingen.

RÖSSLER M (2005) Wirtschaftsethnologie. 2., überarb u. erw. Aufl. Reimer, Berlin.

ROLAND BERGER (Hrsg) (2017) Spotlight. Wachstumsmarkt Pflege. München.

ROLSHOVEN J, KRAUSE T J & WINKLER J (Hrsg) (2018) Heroes – Repräsentationen des Heroischen in Geschichte, Literatur und Alltag. transcript, Bielefeld.

ROSENSTOCK-HUESSY E (1963) Die Sprache des Menschengeschlechts. Eine leibhaftige Grammatik in vier Teilen. Lambert Schneider, Heidelberg.

ROTHGANG H & WOLF-OSTERMANN K u. a. (2017) Ambulantisierung stationärer Einrichtungen und innovative ambulante Wohnformen. Endbericht. Studie im Auftrag des BMG. BMG, Berlin.

ROTHE V, KREUTZNER G & GRONEMEYER R (2015) Im Leben bleiben. Unterwegs zu demenzfreundlichen Kommunen. transcript, Bielefeld.

RÜGEMER W (2011) „Heuschrecken" im öffentlichen Raum. Public Private Partnership" – Anatomie eines globalen Finanzinstruments. transcript: Bielefeld.

RWI (Hrsg) (2011) Faktenbuch Pflege – Die Bedeutung privater Anbieter im Pflegemarkt. Endbericht – September 2011. Forschungsprojekt im Auftrag des Arbeitgeberverbandes Pflege. RWI, Essen.

RWI (Hrsg) (2016) Faktenbuch Pflege 2016. Endbericht. Forschungsprojekt im Auftrag des Arbeitgeberverbandes Pflege. RWI, Essen.

RWI & IEGUS (Hrsg) (2015) Augurzky u. a. & Braeseke u. a Ökonomische Herausforderungen der Altenpflegewirtschaft. Endbericht. Studie im Auftrag des Bundesministeriums für Wirtschaft und Energie. Berlin – Essen.

SAAM N J (2002) Prinzipale, Agenten und Macht. Mohr Siebeck, Tübingen.

SALIS GROSS C (2001) Der ansteckende Tod. Eine ethnologische Studie zum Sterben im Altersheim. Campus, Frankfurt am Main – New York.

SAUERBREY G (2011) Defizite der medizinischen Versorgung in stationären Pflegeeinrichtungen unter besonderer Berücksichtigung dementieller Erkrankungen. P. C. O, Bayreuth.

SCHÄFER M & THOLE W (Hrsg) (2018) Zwischen Institution und Familie. Grundlagen und Empirie familienanaloger Formen der Hilfe zur Erziehung. Springer VS, Wiesbaden.

SCHÄPER S u. a. (2019) Inklusive Sozialplanung für Menschen im Alter. Kohlhammer, Stuttgart.

SCHALLENKAMMER N (2016) Autonome Lebenspraxis im Kontext Betreutes Wohnen und geistige Behinderung. Juventa in Beltz, München – Weinheim/Basel.

SCHELSKY H (1979) Auf der Suche nach Wirklichkeit. Goldmann, München.

SCHEUPLEIN CHR, EVANS M & MERKEL S (2019) Übernahmen durch Private Equity im deutschen Gesundheitssektor. Eine Zwischenbilanz für die Jahre 2013–2018. IAT Discussion Paper 19/1. Westfälische Hochschule Gelsenkirchen.

SCHIEMANN D, MOERS M & BÜSCHER A (Hrsg) (2017) Qualitätsentwicklung in der Pflege. 2., aktual. Aufl. Kohlhammer, Stuttgart.

SCHLIESSMANN R (2016) Ein altersgerechtes Zuhause. Wandel in der Altenpflege als Herausforderung des Frankfurter Diakonissenhauses. EVA, Leipzig.

SCHLÜRMANN B & KÄMMER A (2015) Wachstumsmarkt Ambulante Pflege. Schlütersche, Hannover.

SCHMITT R (2017) Systematische Metaphernanalyse als Methode der qualitativen Sozialforschung. Springer VS, Wiesbaden.

SCHMUHL H-W u. a. (Hrsg) (2013) Welt in der Welt. Heime für Menschen mit geistiger Behinderung in der Perspektive der Disability History. Kohlhammer, Stuttgart.

SCHNABEL M (2018) Macht und Subjektivierung. Eine Diskursanalyse am Beispiel der Demenzdebatte. Springer, Berlin.

SCHNEIDER H (2019) Autonomie und Abhängigkeit in der Altenpflege. Springer, Wiesbaden.

SCHNEIDERS K (2010) Vom Altenheim zum Seniorenservicecenter. Nomos, Baden-Baden.

SCHNUR O, DRILLING M & NIERMANN O (Hrsg) (2014) Zwischen Lebenswelt und Renditeobjekt. Quartiere als Wohn- und Investitionsorte. Springer VS, Wiesbaden.

SCHOTTLER B (2019) „Internal Branding in der Expertenorganisation Krankenhaus und die notwendige Suche nach dem organisationalen Identitätskern. Identitätsstiftende und die identifikationsfördernde Dispositionen für Professionals fokussieren, entwickeln und fördern". Diss. Pflegewissenschaftliche Fakultät der PTH Vallendar.

SCHRÖDER U E (2012) Veränderung von Deutungsmustern und Schemata der Erfahrung. Depressive Patienten in der Interaktion klinischer Psychotherapie. Springer VS, Wiesbaden.

SCHRÖER W u. a. (Hrsg) (2013) Handbuch Übergänge. Juventa in Beltz, München – Weinheim/Basel.

SCHUBERT H (Hrsg) (2008) Netzwerkmanagement. VS, Wiesbaden.

SCHUBERT H (Hrsg) (2019) Integrierte Sozialplanung für die Versorgung im Alter. Springer VS, Wiesbaden.

SCHULTHEIS, F, VOGEL B & MAU Kristian (Hrsg) (2014) Im öffentlichen Dienst. Kontrastive Stimmen aus einer Arbeitswelt im Wandel. transcript, Bielefeld.

SCHULZ-NIESWANDT F (1990) Stationäre Altenpflege und „Pflegenotstand" in der Bundesrepublik Deutschland. Lang, Frankfurt am Main.

SCHULZ-NIESWANDT F (1992) Sozialökonomik als politische Theorie. Grundzüge des wissenschaftlichen Schaffens von Theo Thiemeyer. Zeitschrift für Sozialreform 38 (10): 625–638.

SCHULZ-NIESWANDT F (1998) Die Entwicklung vom Kritizismus zum Institutionalismus unter besonderer Berücksichtigung des Werkes von Siegfried Katterle. In Elsner W, Engelhardt W W & Glastetter W (Hrsg) Ökonomie in gesellschaftlicher Verantwortung. Festschrift zum 65. Geburtstag von Siegfried Katterle. Duncker & Humblot, Berlin: 93–117.

SCHULZ-NIESWANDT F (1999) Die Konzeption der „medizinischen Polizey" bei Johann Peter F. (1745–1821) im Kontext seiner Zeit. In Müller H P (Hrsg) Sozialpolitik der Aufklärung. Waxmann, Münster u. a.: 89–99.

SCHULZ-NIESWANDT F (2002) Wohnen im Alter. Ein morphologischer Beitrag. In Jenkis H W (Hrsg) Kompendium der Wohnungswirtschaft. 4., erg. Aufl. Oldenbourg, München – Wien: 874–886.

SCHULZ-NIESWANDT F (2003) Herrschaft und Genossenschaft. Duncker & Humblot, Berlin.

SCHULZ-NIESWANDT F (2006a) Sozialpolitik und Alter. Kohlhammer, Stuttgart.

SCHULZ-NIESWANDT F (2006b) Der vernetzte Egoist. Überlegungen zur anthropologischen Basis der Sozialpolitik im sozialen Wandel. In Robertson-von-Throta C Y (Hrsg) Vernetztes Leben. Soziale und digitale Strukturen. Universitätsverlag Karlsruhe, Karlsruhe: 125–139.

SCHULZ-NIESWANDT F (2007) Zur Relevanz des betriebsmorphologischen Denkens. In Bräuning D. & Greiling D (Hrsg) Stand und Perspektiven der Öffentlichen Betriebswirtschaftslehre II. WBV, Berlin: 58–67.

SCHULZ-NIESWANDT F (2008) Zur Morphologie des Dritten Sektors im Gefüge zwischen Staat, Markt und Familie. Ein Diskussionsbeitrag zur Ciriec-Studie „Die Sozialwirtschaft in der Europäischen Union". Zeitschrift für öffentliche und gemeinwirtschaftliche Unternehmen 31 (3): 323–336.

SCHULZ-NIESWANDT F. (2010a) Wandel der Medizinkultur? Duncker & Humblot, Berlin.

SCHULZ-NIESWANDT F (2010b) Ethik der Achtsamkeit als Normmodell professionellen Handelns. In Niederschlag H (Hrsg) Recht auf Selbstbestimmung? Vom Umgang mit den Grenzen des Lebens. Grünewald, Ostfildern: Grünewald: 87–93.

SCHULZ-NIESWANDT F (2010c) Die (psychisch) kranken alten Menschen und die Gesellschaft. In Stoppe G (Hrsg) Die Versorgung psychisch kranker alter Menschen. Bestandsaufnahme und Herausforderung für die Versorgungsforschung. Deutscher Ärzteverlag, Köln: 255–261.

SCHULZ-NIESWANDT F (2010d) Daseinsvorsorge und existenzielle Angst des Menschen. In Jens & Romahn H. (Hrsg) Methodenpluralismus in den Wirtschaftswissenschaften. Metropolis, Marburg: 213–245.

SCHULZ-NIESWANDT F (2011) Öffentliche Daseinsvorsorge und Existenzialismus. Nomos, Baden-Baden.

SCHULZ-NIESWANDT F. (2012a) Gemeinschaftliches Wohnen im Alter in der Kommune. Das Problem der kommunalen Gastfreundschaftskultur gegenüber dem homo patiens. Duncker & Humblot, Berlin.

SCHULZ-NIESWANDT F (2012b) Der homo patiens als Outsider der Gemeinde. Zur kulturellen und seelischen Grammatik der Ausgrenzung des Dämonischen. Zeitschrift für Gerontologie und Geriatrie 45 (7): 593–602.

SCHULZ-NIESWANDT F (2012c) „Europäisierung" der Sozialpolitik und der sozialen Daseinsvorsorge? Eine kultursoziologische Analyse der Genese einer solidarischen Rechtsgenossenschaft. Duncker & Humblot, Berlin.

SCHULZ-NIESWANDT F (2013a) Der leidende Mensch in der Gemeinde als Hilfe- und Rechtsgenossenschaft. Duncker & Humblot, Berlin.

SCHULZ-NIESWANDT F (2013b) Der inklusive Sozialraum. Psychodynamik und kulturelle Grammatik eines sozialen Lernprozesses. Nomos, Baden-Baden.

SCHULZ-NIESWANDT F (2013c) Das Privatisierungs-Dispositiv der EU-Kommission. Duncker & Humblot, Berlin.

SCHULZ-NIESWAND F (2013d): Vorbemerkungen: Ansatzpunkte zum Verständnis des wissenschaftlichen Schaffens von W. W. Engelhardt. In Engelhardt, Werner Wilhelm:

Beiträge zur Ordnungstheorie und Ordnungspolitik zwischen Markt und Staat. Von J. H. von Thünens Arbeiten her analysiert. Duncker & Humblot, Berlin: 9–16.

SCHULZ-NIESWANDT F (2013e) Wohnen im Alter in der Gemeinde – zwingende Gründe und kulturelle Barrieren der De-Institutionalisierung. informationsdienst altersfragen 40 (4): 9–15.

SCHULZ-NIESWANDT F (2013f): Zur lmplementation von innovativen Pilotprojekten in der Versorgungs- und Wohnlandschaft älterer Menschen: kulturelle Grammatik und systemische Choreographie In Karl F (Hrsg.) Transnational und translational – Aktuelle Themen der Alternswissenschaften. LIT, Berlin: LIT: 97–118.

SCHULZ-NIESWANDT F (2014a) EU-Binnenmarkt ohne Unternehmenstypenvielfalt? Die Frage nach den Spielräumen (dem modalen WIE) kommunalen Wirtschaftens im EU-Binnenmarkt. Nomos, Baden-Baden.

SCHULZ-NIESWANDT F (2014b) Onto-Theologie der Gabe und das genossenschaftliche Formprinzip. Nomos, Baden-Baden.

SCHULZ-NIESWANDT F (2015a) „Sozialpolitik geht über den Fluss". Zur verborgenen Psychodynamik in der Wissenschaft von der Sozialpolitik. Nomos, Baden-Baden.

SCHULZ-NIESWANDT F (2015b) Zur verborgenen Psychodynamik in der theologischen Anthropologie. Nomos, Baden-Baden.

SCHULZ-NIESWANDT F (2015c) Metamorphosen zur gemeinwirtschaftlichen Genossenschaft. Grenzüberschreitungen in subsidiärer Geometrie und kommunaler Topologie. Nomos, Baden-Baden.

SCHULZ-NIESWANDT F (2015d) Bürgerschaftliches Engagement im Kontext kommunaler Daseinsvorsorge. In Exner S u. a. (Hrsg) Silver Age, Versorgungsfall oder doch ganz anders? Nomos, Baden-Baden: 58–77.

SCHULZ-NIESWANDT F (2015e): Sachzieldominanz in der kommunalen Daseinsvorsorge. Eine haltungspflegerische Erinnerung. Zeitschrift für öffentliche und gemeinwirtschaftliche Unternehmen 38 (2/3): 223–231.

SCHULZ-NIESWANDT F (2015f): Gerontologische Pflegekultur: Zur Notwendigkeit eines Habituswandels. In Brandenburg H & Güther H (Hrsg) Gerontologische Pflege. Bern, Hogrefe: 305–318.

SCHULZ-NIESWANDT F (2015g) Beschäftigung im Namen der Daseinsvorsorge – Wie führt man Unternehmen im sozialen Wandel in die Zukunft? Zeitschrift für öffentliche und gemeinwirtschaftliche Unternehmen 38 (4): 346–354.

SCHULZ-NIESWANDT F (2015h) Kommunale Daseinsvorsorge und demographische Schrumpfung. Ein Problemaufriss am Beispiel der Gesundheits- und Pflegedienste im Kontext des Wohnens. Kommunalwirtschaft. Sonderausgabe (Dezember): 16–20.

SCHULZ-NIESWANDT F (2016a) Im alltäglichen Labyrinth der sozialpolitischen Ordnungsräume des personalen Erlebnisgeschehens. Eine Selbstbilanz der Forschungen über drei Dekaden. Duncker & Humblot, Berlin.

SCHULZ-NIESWANDT F (2016b) Sozialökonomie der Pflege und ihre Methodologie. Nomos, Baden-Baden.

SCHULZ-NIESWANDT F (2016c) Inclusion and Local Community Building in the Context of European Social Policy and International Human Social Right. Nomos, Baden-Baden.

SCHULZ-NIESWANDT F (2016d) Hybride Heterotopien. Metamorphosen der „Behindertenhilfe". Ein Essay. Nomos, Baden-Baden.

SCHULZ-NIESWANDT F (2017a) Kommunale Daseinsvorsorge und sozialraumorientiertes Altern. Zur theoretischen Ordnung empirischer Befunde. Nomos, Baden-Baden.

SCHULZ-NIESWANDT F (2017b) Personalität, Wahrheit, Daseinsvorsorge. Spuren eigentlicher Wirklichkeit des Seins. Königshausen & Neumann, Würzburg.

SCHULZ-NIESWANDT F (2017c) Kölner Genossenschaftsforschung. Zur Geschichte und Aktualität eines Programms. In Schulz-Nieswandt F & Schmale I (Hrsg.) Genossenschaftswissenschaft an der Universität zu Köln: Die ersten 90 Jahre! Berlin: LIT, Berlin: 21–50.

SCHULZ-NIESWANDT F (2017d) Heterotope Überstiege in der Sozialpolitik im Namen des *homo patiens*. Überlegungen zu einer onto-theologischen Rechtfertigung des Menschen in der Rolle des Mitmenschen. In Jähnichen T u. a. (Hrsg.) Rechtfertigung – folgenlos? Jahrbuch Sozialer Protestantismus Bd. 10. EVA, Leipzig: 187–208.

SCHULZ-NIESWANDT F (2017e) Genossenschaftliche Selbsthilfe in anthropologischer Perspektive. In Schmale I & Blome-Drees J (Hrsg) Genossenschaft innovativ. Springer VS, Wiesbaden: 345–362.

SCHULZ-NIESWANDT F (2017f) Menschenwürde als heilige Ordnung. Eine dichte Re-Konstruktion der sozialen Exklusion im Lichte der Sakralität der personalen Würde. transcript, Bielefeld.

SCHULZ-NIESWANDT F (2017g) Erhardt Kästner (1904–1974). Griechenlandsehnsucht und Zivilisationskritik der „konservativen Revolution". transcript, Bielefeld.

SCHULZ-NIESWANDT F (2018a) Lokale generische Strukturen der Sozialraumbildung. § 20h SGB V und § 45d SGB XI im Kontext kommunaler Daseinsvorsorge. Nomos, Baden-Baden.

SCHULZ-NIESWANDT F (2018b) Biberacher „Unsere Brücke e. V." Redundanz im bunten Flickenteppich der Beratung, Fallsteuerung und Netzwerkbildung oder Modell der Lückenschließung? Nomos, Baden-Baden.

SCHULZ-NIESWANDT F (2018c) Morphologie und Kulturgeschichte der genossenschaftlichen Form. Eine Metaphysik in praktischer Absicht unter besonderer Berücksichtigung der Idee des freiheitlichen Sozialismus. Nomos, Baden-Baden.

SCHULZ-NIESWANDT F (2018d) Der Netzwerkmensch und die Idee der Caring Communities in alternden Gesellschaften – eine dichte Darlegung. Case Management 15 (1): 4–8.

SCHULZ-NIESWANDT F (2018e) Das Projekt Gemeindeschwester[plus] im Kontext der kommunalen Daseinsvorsorge. ProAlter 50 (3): 17–19.

SCHULZ-NIESWANDT F (2018f) Das Projekt Gemeindeschwester[plus] in Rheinland-Pfalz im Kontext der kommunalen Daseinsvorsorge des bundesdeutschen sozialen Gewährleistungsstaates. Zeitschrift für öffentliche und gemeinwirtschaftliche Unternehmen 41 (4): 338–346.

SCHULZ-NIESWANDT F (2018g) Metaphysik der Sozialpolitik. Richard Seewald und der Renouveau catholique: Spurensuche auf dem Weg zum religiösen Sozialismus. Königshausen & Neumann, Würzburg.

SCHULZ-NIESWANDT F (2018h) Caring Communities in alternden Gesellschaften. Eine genossenschaftswissenschaftlich inspirierte dichte, aber auch auf Lichtung abstellende Darlegung als Metaphysik des Sozialen. Zeitschrift für öffentliche und gemeinwirtschaftliche Unternehmen 41 (3): 227–240.

SCHULZ-NIESWANDT F (2018i) Zur Metaphysikbedürftigkeit empirischer Alter(n)ssozialforschung. Nomos, Baden-Baden.

SCHULZ-NIESWANDT F (2018j) Bridging the gap. Ein Kommentar zu Beispielen der Brückenfunktionsbildung im Kontext der Krankenhausentlassung gemäß § 11 (4) SGB V. Pflege und Gesellschaft 23 (4): 373–374.

SCHULZ-NIESWANDT F (2018k) Die Idee der Caring Communities und die Rolle des genossenschaftlichen Formprinzips. In Evgangelische Kirche Rheinland (Hrsg) Teilhabe und Teilnahme. Zukunftspotenziale der Genossenschaftsidee. Beiträge des Evangelischen Raiffeisenkongress 18./19.06.2018 in Bonn. epd-Dokumentation 47: 45–51.

SCHULZ-NIESWANDT F (2018l) Märkte der Sozialwirtschaft. In Grunwald K & Langer A (Hrsg) Handbuch der Sozialwirtschaft. Nomos, Baden-Baden: 739–755.

SCHULZ-NIESWANDT F (2018m) Selbsthilfe. In Bramesfeld A Koller M und Salize H-J (Hrsg) Public Mental Health. Regulierung der Versorgung für psychisch kranke Menschen. Hogrefe, Göttingen: 233–260.

SCHULZ-NIESWANDT F (2018n) Stellungnahme zur Alternspolitik im Koalitionsvertrag vom 7. Februar 2018. ProAlter 50 (2): 45–47.

SCHULZ-NIESWANDT F (2019a) Die unvollkommene Paideia. Eine psychomotorische Hermeneutik meiner Odyssee zwischen Schicksal und Freiheit. Würzburg, Königshausen & Neumann.

SCHULZ-NIESWANDT F. (2019b) Person – Selbsthilfe – Genossenschaft – Sozialversicherung – Neo-Korporatismus – Staat. Transformation des frei-gemeinwirtschaftlichen Mutualismus zwischen Lebenswelt und System. Nomos, Baden-Baden.

SCHULZ-NIESWANDT F (2019c) Das Gemeindeschwester[plus]-Experiment in Modellkommunen des Landes Rheinland-Pfalz. Der Evaluationsbericht im Diskussionskontext. Nomos, Baden-Baden.

SCHULZ-NIESWANDT F (2019d) Die Formung zum Homo Digitalis. Ein tiefenpsychologischer Essay zur Metaphysik der Digitalisierung. Könighausen & Neumann, Würzburg.

SCHULZ-NIESWANDT F (2019e) Apotropäische Dämonenangst und Hygieneregime im Pflegeheim. Zur Tiefenpsychologie der Semiotik der Hospitalisierung des Wohnens. (i. V.).

SCHULZ-NIESWANDT F (2019f) Siegfried Katterle (1933–2019). Sein Werk im Lichte der politischen Theologie von Paul Tillich. Duncker & Humblot, Berlin (i. V.).

SCHULZ-NIESWANDT F (2019g) Gestalt-Fiktionalitäten dionysischer Sozialpolitik. Eine Metaphysik der Unterstützungstechnologien im Kontext von Krankenhausentlassung und der Idee eines präventiven Hausbesuchs als Implementationssetting. Nomos, Baden-Baden (i. D.).

SCHULZ-NIESWANDT F & GREILING, D (2018) Sozialwissenschaftliche Perspektiven auf Öffentliches Wirtschaften und ihrer Morphologie. In Mühlenkamp H, Krajewski M, Schulz-Nieswandt F & Theuvsen L (Hrsg) Handbuch Öffentliche Wirtschaft. Nomos, Baden-Baden: 397–428.

SCHULZ-NIESWANDT F & KÖSTLER U (2011) Bürgerschaftliches Engagement im Alter. Kohlhammer, Stuttgart.

SCHULZ-NIESWANDT F & KÖSTLER U (2012) Das institutionelle und funktionale Gefüge von kommunaler Daseinsvorsorge und bürgerschaftlichem Engagement. Ein anthropologisch fundierter Zugang zu einem sozialmorphologisch komplexen Feld in sozialpolitischer Absicht. Zeitschrift für öffentliche und gemeinwirtschaftliche Unternehmen 33 (4): 465–478.

SCHULZ-NIESWANDT F, KÖSTLER U & MANN K (2018) Evaluation des Modellprojekts „Gemeindeschwester[plus]" des Landes Rheinland-Pfalz im Auftrag des Ministeriums für Soziales, Arbeit, Gesundheit und Demografie (MSAGD) Rheinland-Pfalz. Köln. (zugänglich unter https://msagd.rlp.de/de/unsere-themen/aeltere-menschen/gemeindeschwesterplus/).

SCHULZ-NIESWANDT F, KÖSTLER U & MANN K (2018 ff.) Projektbericht „Prozessbegleitung von Praxiskonzepten zur Fachkraftquote" im Auftrag des Ministeriums für

Soziales, Arbeit, Gesundheit und Demografie (MSAGD) Rheinland-Pfalz. Köln (work in progress).

SCHULZ-NIESWANDT F, KÖSTLER U & MANN K (2019b) Projektbericht „Evaluation des Beratungsansatzes der Beratungs- und Prüfbehörden nach dem Landesgesetz über Wohnformen und Teilhabe in Rheinland-Pfalz (LWTG)" (i. E.).

SCHULZ-NIESWANDT F & LANGENHORST F (2015) Gesundheitsbezogene Selbsthilfe in Deutschland. Zu Genealogie, Gestalt, Gestaltwandel und Wirkkreisen solidargemeinschaftlicher Gegenseitigkeitshilfegruppen und der Selbsthilfeorganisationen. Berlin, Duncker & Humblot.

SCHULZ-NIESWANDT F & LANGENHORST F (2016) SONA. Wege finden – SeniorenOrientierte NAvigation in Mühlheim an der Ruhr. Ein Beitrag zur Evaluation des Projekts. Nomos, Baden-Baden.

SCHULZ-NIESWANDT F u. a. (2012) Neue Wohnformen im Alter. Kohlhammer, Stuttgart.

SCHULZ-NIESWANDT F KÖSTLER U LANGENHORST F HORNIK A (2018) Zur Rolle der Gesundheitsselbsthilfe im Rahmen der Patientenbeteiligung in der gemeinsamen Selbstverwaltung gemäß § 140f SGB V. Eine explorative qualitative Studie und theoretische Einordnungen. Duncker & Humblot, Berlin.

SCHWARZER B (2018) Pflegeheime in der Einwanderungsgesellschaft, Kassel University Press, Kassel.

SCHWEIKER W (2017) Prinzip Inklusion. Grundlagen einer interdisziplinären Metatheorie in religionspädagogischer Perspektive. Vandenhoeck & Rupprecht, Göttingen.

SCHWENK G (2017) Pflegeheim und Hospizdienst: Kooperation im Spannungsfeldern. Zusammenwirken zweier Organisationstypen – eine qualitative Studie. hospizverlag, Esslingen.

SCOTT T (2010) Organization Philosophy. Gehlen, Foucault, Deleuze. Palgrave Macmillan UK, Basingstoke.

SCOTT S (2011) Total institutions and reinvented Identities. Palgrave Macmillan UK, Basingstoke.

SIMON F B (2018) Formen. Zur Koppelung von Organismus, Psyche und sozialen Systemen. Carl-Auer, Heidelberg.

SIMON Th (2004) „Gute Policey". Ordnungsbilder und Zielvorstellungen politischen Handelns in der frühen Neuzeit. Klostermann, Frankfurt am Main.

SOWA F & STAPLES R (Hrsg) (2017) Beratung und Vermittlung im Wohlfahrtsstaat. Nomos, Baden-Baden.

SPARKASSEN-FINANZGRUPPE BRANCHENDIENST (2012) Heime. BranchenReport 2012. WZ-Code 87. Deutscher Sparkassen Verlag, Stuttgart.

SPARKASSEN-FINANZGRUPPE BRANCHENDIENST (2017) Heime. BranchenReport 2017. WZ-Code 87. Deutscher Sparkassen Verlag, Stuttgart.

SPECHT-TOMANN M (2018) Biografiearbeit in der Gesundheits-, Kranken- und Altenpflege. 3., vollst. akt. u. erw. Aufl. Springer, Berlin.

SPELLERBERG A (Hrsg) (2018) Neue Wohnformen – gemeinschaftlich und genossenschaftlich. Springer VS, Wiesbaden.

STÄHELI U (2007) Spektakuläre Spekulation. Das Populäre der Ökonomie. Suhrkamp, Frankfurt am Main.

STAGGE M (2016) Multikulturelle Teams in der Altenpflege. Springer VS, Wiesbaden.

STOLL H W (1890) Gordias. In Roscher W H (Hrsg.): Ausführliches Lexikon der griechischen und römischen Mythologie. Band 1,2, Teubner, Leipzig: 1694.

STREMLOW J, RIEDWEG W & BÜRGISSER H (2019) Gestaltung sozialer Versorgung. Springer VS, Wiesbaden.

STROMAIER A (Hrsg) (2014) Kultur – Wissen – Narration. Perspektiven transdisziplinärer Erzählforschung für die Kulturwissenschaften. transcript, Bielefeld.

SUBER D (2011) Èmile Durkheim. UVK, Konstanz.

SWAAN A de (1993) Der sorgende Staat. Wohlfahrt, Gesundheit und Bildung in Europa und den USA der Neuzeit. Campus, Frankfurt am Main – New York.

SYBEL L v (1886) Daimon In Roscher W H(Hrsg.): Ausführliches Lexikon der griechischen und römischen Mythologie. Band 1,1. Teubner, Leipzig: Sp. 938 f.

SYDOW J & WIRT C (Hrsg) (2014) Organisation und Strukturation. Springer VS, Wiesbaden.

TÄUBIG V (2009) Totale Institution Asyl. Juventa in Beltz, München – Weinheim – Basel.

TARDE G (2003) Die Gesetze der Nachahmung. Suhrkamp, Frankfurt am Main.

TARDE G (2009) Monadologie und Soziologie. Suhrkamp, Frankfurt am Main.

TARDE G (2015) Masse und Meinung. Konstanz University Press, Konstnaz.

TELLENBACH H (2011) Melancholie. Problemgeschichte, Endogenität, Typologie, Pathogenese, Klinik (4. Aufl. 1984). Springer, Berlin.

TERFLOTH K, NIEHOFF U, KLAUSS, T & BUCKENHEIMER S (2017) Inklusion – Wohnen – Sozialraum. Grundlagen des Index für Inklusion zum Wohnen in der Gemeinde. 2. Aufl. Bundesvereinigung Lebenshilfe, Marburg.

THIELE D (2016) Wohngemeinschaften für Senioren und Menschen mit Behinderung. Springer VS, Wiesbaden.

THOMAS ST, SCHELLER D & SCHRÖDER S (Hrsg) (2019) Mehrgenerationenwohnen: Selbstorganisation von Gemeinschaft und Intergenerationalität? Barbara Budrich, Opladen.

TOMASELLO M (2010) Warum wir kooperieren. 4. Aufl. Suhrkamp, Frankfurt am Main.

TONNINGER W & BRÄU U (2016) Wegmarken im Möglichkeitenland. Wie der narrative Zugang Menschen und Unternehmen beweglicher macht. Carl-Auer, Heidelberg.

TRESCHER H (2017) Wohnräume als pädagogische Herausforderung. Lebenslagen institutionalisiert lebender Menschen mit Behinderung. 2. Aufl. Springer VS, Wiesbaden.

TRUNKENPOLZ K (2018) Lebensqualität von Pflegeheimbewohnern mit Demenz. Eine psychoanalytisch orientierte Einzelfallstudie. Budrich UniPress Ltd., Opladen.

UHL K (2014) Humane Rationalisierung? Die Raumordnung der Fabrik im fordistischen Jahrhundert. transcript, Bielefeld.

VACEK E (2010) Wie man über Wandel spricht. Perspektivische Darstellung und interaktive Bearbeitung von Wandel in Organisationsprozessen. VS, Wiesbaden.

VALENTINOV V (2010) The institutionalist legacy of the Gemeinwirtschaftslehre. Zeitschrift für öffentliche und gemeinwirtschaftliche Unternehmen 33 (1): 44–53.

VASKE S (2016) Die freie Wohlfahrtspflege als politischer Akteur im modernen Sozialstaat. Lang, Frankfurt am Main.

VRIES B de & SCHÖNBRG F (2017) Was wird aus der stationären Pflege? Archiv für Wissenschaft und Praxis der sozialen Arbeit (3): 41–48.

WALDENFELS B (2015) Sozialität und Alterität. Modi sozialer Erfahrung. Suhrkamp, Frankfurt am Main.

WALLER ST (2015) Leben in Entlastung. Mensch und Naturzweck bei Arnold Gehlen. UKV, Konstanz.

WALTER F (2004) Abschied von der Toskana. Die SPD in der Ära Schröder. VS, Wiesbaden.

WAPPEKLSHAMMER E (2018) Dementia Care Mapping im interdisziplinären Diskurs. Springer VS, Wiesbaden.

WEGNER G (2014) Moralische Ökonomie. Perspektiven lebensweltlich basierter Kooperation. Kohlhammer, Stuttgart.

WEINSTOCK U (1964) Das Problem der Kondratieff-Zyklen. Ein Beitrag zur Entwicklung einer Theorie der „langen Wellen" und ihrer Bedeutung. Duncker & Humblot, Berlin.

WEISS St (2019) Quartiere für Alle. Städtebauliche Strategien sozialer Inklusion in der Planung von Wohnquartieren. Springer VS, Wiesbaden.

WERNET A (2009) Einführung in die Interpretationstechnik der Objektiven Hermeneutik. 3. Aufl. VS, Wiesbaden.

WESTERMEYER S (2010) Herausbildung des Subsidiaritätsverhältnisses zwischen Familie und Staat und seine heutige Bedeutung im Grundgesetz. Nomos, Baden-Baden.

WIESING L (2015) Das Mich der Wahrnehmung. Suhrkamp, Frankfurt am Main.

WINDOLF P (2005) Was ist Finanzmarkt-Kapitalismus? In (ders) (Hrsg) Finanzmarkt-Kapitalismus. Kölner Zeitschrift für Soziologie und Sozialpsychologie Sonderheft 45: 20–57.

WINKLER G (2015) Care Revolution. Schritte in eine solidarische Gesellschaft. transcript, Bielefeld.

WÖHRLE P (2010) Metamorphosen des Mängelwesens. Zu Werk und Wirkung Arnold Gehlens. Campus, Frankfurt am Main – New York.

WOLF J u. a. (2019) Perspektiven seniorenfreundlicher Kommunalverwaltung. Barbara Budrich, Opladen.

XYLÄNDER M & SAUER P (2018) Zwischen Gestalten und Aushalten. Sterbebegleitung in stationären Pflegeeinrichtungen im urbanen Raum. Barbara Budrich, Opladen.

ZINN K G (1992) Soziale Marktwirtschaft. Idee, Entwicklung und Politik der bundesdeutschen Wirtschaftsordnung. BI-Taschenbuchverlag, Mannheim u. a.

ZÜNDORF L (2010) Zur Aktualität von Immanuel Wallerstein. VS, Wiesbaden.

ZUMBUSCH C (Hrsg) (2009) Pathos. Zur Geschichte einer problematischen Kategorie. De Gruyter, Berlin – New York.

Printed in the United States
By Bookmasters